Das Anwendungsbuch zur Ernährung nach der Traditionellen Chinesischen Medizin

Das Praxishandbuch

Verlag: Verlag des Via Vita Instituts

Impressum

Das Anwendungsbuch zur
Ernährung nach der Traditionellen Chinesischen Medizin
Autor: Peter Hollmayer

ISBN 978-3-9810901-2-3

1. Auflage 2011
Verlag: Verlag des Via Vita Instituts
Illustration: Goran Lazek, Evelyn Lange
Gestaltung und Satz: Frauke El-Dessouki
Druckerei: DIP-Digital Print, Witten

Inhalt

Kapitel 3 Die Wirkrichtung von Lebensmitteln 22

Kapitel 4 Verstopfung und Durchfall - Abführende und stopfende Nahrung 62

Kapitel 5 Ratschläge und Rezepte bei einem Zuviel an Yang 76

Vorwort zum Praxisbuch

Je komplizierter und teurer die Welt wird, desto einfacher und preiswerter sollten unsere Heilmethoden werden. Leider hat die modere Welt eine der einfachsten, preiswertesten und wirkungsvollsten Heilmethoden fast vergessen: Die individuelle Ernährungstherapie. Früher gab man Waldarbeitern eine völlig andere Kost als Menschen mit sitzender Tätigkeit. Man empfahl Frauen eine andere Ernährung als Männern. Verschiedene Lebensmittel wurden als Heilmittel für unterschiedliche Leiden eingesetzt. Heute empfiehlt man Müttern nach der Geburt eine ähnliche Ernährung wie Spitzensportlern. Wir „verordnen" Lebensmittel, die für gesunde Menschen aus Tropenländern gedacht sind, für kranke, frierende Patienten. Es wird höchste Zeit, dass unser eigenes uraltes Wissen wieder Anerkennung und Umsetzung findet. Dabei kann uns das alte Erfahrungswissen der Asiaten sehr hilfreich sein. Sie hatten nicht die tiefen Brüche in ihrer Tradition wie wir sie im Westen besonders in den letzten beiden Jahrhunderten hatten. Ihr Wissen enthält derzeit mehr lebendige Erfahrungen. Ihre Struktur ist sehr klar und entspricht in hohem Maße unserem modernen Denken.

Diese Strukturen habe ich in meinem ersten Buch dargestellt. Was noch fehlte, war eine praktische Anleitung, sprich ein Praxisbuch. Es enthält eine genauere Beschreibung von Lebensmittelgruppen und der Wirkweise von Lebensmitteln. Der größte Teil ist den Rezepturen gewidmet. Dies ist eine Anleitung für die praktische Umsetzung der theoretischen Grundlagen. Ich möchte Sie einladen an der Wiederentdeckung und der Weiterentwicklung dieses Wissens teilzunehmen!

Wie Sie dieses Buch benutzen

Es macht Sinn, zuerst das Grundlagenbuch zu lesen. Sie werden dann ganz mühelos den hier vorgestellten Inhalt nachzuvollziehen können. Aber auch ohne „Vorlektüre" sollte dieses Ausgabe, so hoffe ich, verständlich sein. Das Buch verbindet uraltes asiatisches und westliches Wissen mit unserem modernen Verständnis. Dies mag sicher nicht immer streng wissenschaftlich sein. Da die Basis aber stets auf Erfahrungswissen beruht, sollte es nur eine Frage der Zeit sein, bis wir diese Erfahrungen mit einer modernen, „wissenschaftlichen" Sprache benennen. Ein Praxisbuch beinhaltet zwangsläufig viele Wiederholungen. Das erspart ständiges Nachlesen und vertieft das Wissen. Es hat auch den Vorteil, dass man mit dem Kapitel anfangen kann, das einen am meisten interessiert. Sämtliche Rezepturen sind mehrfach erprobt worden. Dennoch sind die Angaben zu den Portionen, zu den Grammangaben und auch zu der geschmacklichen Abstimmung letztlich ein „Mittelwert". Bitte nehmen sie die Angaben bei den Zutaten und auch bei der Zubereitung als Richtlinie oder Vorschlag. Das Ziel soll ja ein individuelles Ernährungskonzept sein. Finden Sie Ihren eigenen Weg.

Die Ernährung stellt einen wesentlichen Faktor unseres Lebens dar. Ohne eine gesunde Ernährung wird Gesundheit dauerhaft nur schwer zu erhalten sein. Trotzdem sollte man andere wichtige Aspekte unserer Lebensführung genauso stark berücksichtigen. Eine positive, mitfühlende Lebenseinstellung ist genauso wichtig wie ausreichend Bewegung. Natürlich sollte man die Grenzen der Möglichkeiten einer Ernährungstherapie erkennen. Bitte gehen Sie zum Arzt oder Heilpraktiker ihres Vertrauens, wenn gesundheitliche Probleme vorhanden sind. Ein guter Therapeut wird sich als Partner in Gesundheitsfragen verstehen. Niemand kennt Ihren Körper besser als Sie selbst. Vertrauen Sie auf Ihre Eingebung und auf die Erfahrung von vielen Generationen von „Anwendern". So wird es bestimmt gelingen, worauf schon Hippokrates so viel Wert legte:

Eure Lebensmittel sollen Heilmittel sein
Eure Heilmittel sollen Lebensmittel sein

Kapitel 1 Unser Verdauungssystem

Es heißt ja: Der Mensch ist, was er isst! Dies ist aber nur die halbe Wahrheit. Ergänzend muss es noch heißen: Der Mensch ist, was er verdaut. Denn was nützt die gesündeste Nahrung, wenn diese nur teilweise verdaut wieder ausgeschieden wird. Für unsere Gesundheit sind also nicht nur gute Lebensmittel entscheidend. Genauso wichtig ist eine gesunde Verdauung. Hierfür sind viele Aspekte wichtig. Zum genaueren Verständnis möchte ich Ihnen einmal unsere Verdauung als Ganzes vorstellen:

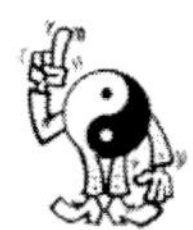

1.1 Die Verdauungsorgane und der Verdauungsschlauch

Der „Verdauungsschlauch", in welchem sich unsere Nahrung bewegt, ist ein durchgängiges Hohlorgan, vom Mund angefangen, über die Speiseröhre, den Magen, den Dünn- und Dickdarm bis zum Anus. Betrachtet man diesen „Verdauungsschlauch" im Querschnitt, so kann man verschiedene Bereiche und verschiedene Aufgabenbereiche erkennen. Außen befindet sich eine schützende Schicht aus Bindegewebe. Die mittlere und „dickste" Schicht besteht aus dem Muskelgewebe. Sie bewegt und vermengt den Nahrungsbrei. Die innere Schicht besteht aus der Schleimhaut. Sie hat je nach Abschnitt verschiedene Aufgaben. Es werden verschiedene Sekrete abgegeben, die die Nahrung in kleinste Bestandteile zerlegen. Als Einfachzucker, Fettsäuren und Aminosäuren (Eiweißbausteine) werden diese dann in den Körper aufgenommen. Innen im Schlauch befindet sich der Nahrungsbrei. Im Dünndarm werden verwertbare Substanzen in den Organismus aufgenommen. Im Dickdarm befinden sich dann unverdauliche Nahrungsreste sowie eine bunte Darmflora aus verschiedenen Bakterien und anderen Mikroorganismen. Von den Verdauungsdrüsen (besonders von der Bauchspeicheldrüse und der Leber) fließen Verdauungssäfte in den Darm hinein, die die Nahrung aufschlüsseln. Der gesamte Verdauungstrakt wird durch Nerven beeinflusst, die diesen anregen oder bremsen. Alle diese Bestandteile sind wichtig und für eine gute Verdauung notwendig. Um dieses Zusammenspiel besser zu verstehen, werden wir uns diese Aspekte nun im Einzelnen ansehen.

1.2 *Nervensystem und Atmung*

Der Sympathikus fördert die Verdauung

Die Verdauungstätigkeit wird durch den Parasympathikus angeregt und durch den Sympathikus gebremst. Das bedeutet, wenn wir uns aufregen oder ärgern, wenn wir zu viel Adrenalin im Blut haben, blockiert dies unsere Verdauung. Es werden kaum Verdauungssäfte gebildet und auch die Darmmuskulatur arbeitet kaum mehr. Ein großer Teil der Verdauungsprobleme hat hier ihre Ursache. Unsere Verdauungsorgane brauchen viel Zeit und Ruhe für ihre Arbeit. In Ruhe arbeitet der Parasympathikus und mit ihm auch das Verdauungssystem. Zu viel Stress beeinträchtigt also massiv unsere Verdauung.

Der Parasympathikus bremst die Verdauung

Die Auswirkungen sind langfristig und verheerend. Durch den Mangel an Verdauungssäften kann die Nahrung nicht ausreichend aufgeschlüsselt und verdaut werden. Allgemeine Schwäche, Muskelschwäche, Abwehrschwäche und Frieren sind nur einige Mangelsymptome. Durch den Mangel an Mineralien und anderen Baustoffen fehlen bald die Substanzen, die der Körper für den Aufbau von Haut, Haaren, Nerven, Gewebe usw. benötigt. Mangelerscheinungen sind die Folge.

Die Darmmuskeln arbeiten auch zu wenig. Dadurch wird der schlecht verdaute Nahrungsbrei zu wenig bewegt und bleibt zu lange im Darm. Gärungsprozesse entstehen, die Darmflora verändert sich negativ. Es entstehen Blähungen, Magen- Darmbeschwerden und Fäulnisprozesse im Darm. Dies kann zu Vergiftungserscheinungen führen, die Kopfschmerzen, Übelkeit, schlechte Laune, Hautprobleme bis hin zu Gicht oder Rheuma verursachen können.

Die folgenden wichtigen Ratschläge geben einen Überblick, wie man die Verdauung diesbezüglich sehr positiv beeinflussen kann:

Langsam und entspannt essen, viel kauen

Die Drüsen haben Zeit, Säfte zu produzieren und durch die Kautätigkeit werden Muskeln und Drüsen gleichzeitig aktiv. Bei einer langsamen, genussvollen Mahlzeit kommt auch der Geist zur Ruhe. Man hat mehr vom Essen und vom Leben.

Nicht zu viel auf einmal, nicht zu oft essen, nicht zu spät essen

Dies überfordert die Organe. Sie haben eher Schaden als Nutzen von Ihren Speisen.

Tiefes Atmen

Tiefes Atmen senkt und hebt das Zwerchfell. Dies hat einen unmittelbaren Einfluss auf den Parasympathikus: Er regt alle Bauchorgane an. Machen Sie einige tiefe Atemzüge vor und nach dem Essen.

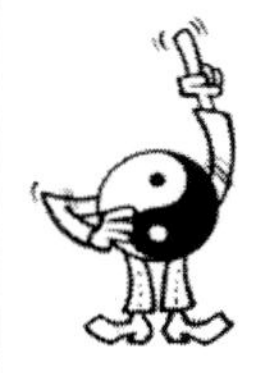

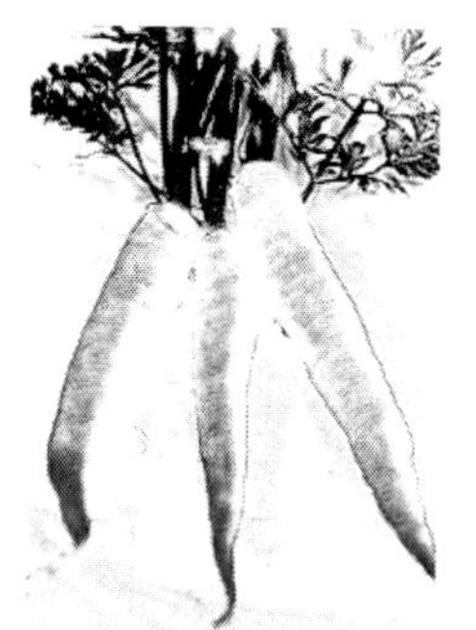

1.3 Die Muskulatur unserer Verdauungsorgane

Ein großer Schwachpunkt der heutigen Welt ist sicherlich, dass kaum noch ausreichend gekaut wird. Dies liegt häufig daran, dass man fast nur „weiche" Speisen isst. „Fast Food" verschwindet im Magen, ohne dass man darauf beißen musste. Solche Nahrung regt die Darmmuskulatur aber kaum zu einer Darmtätigkeit an, ja bremst diese sogar. Wenn man dann auch noch wenig kaut, arbeiten die Muskeln des Verdauungstraktes viel zu wenig. Die Nahrung wird zu wenig vermengt und auch die Drüsen arbeiten langsamer. Die Folge ist eine Muskelschwäche des Darms und damit eine Verdauungsschwäche.

Wer wenig kaut, verweichlicht seine Verdauungsorgane

Rohkost regt allgemein Muskeln und Drüsen an. Wenn Obst und Gemüse knackig sind, fließen die Säfte und die Magen- Darmmuskulatur wird sehr stark angeregt. Auch Trockenobst, Knäckebrot und generell „trockene" Nahrungsmittel müssen lange gekaut werden und regen so Muskulatur und Drüsentätigkeit an. Es geht hier nicht darum, auf Rohkost umzustellen. Übertreiben Sie es nicht! Rohkost ist energetisch kühlend und sollte bei einem Yang Mangel nur in geringen Mengen verspeist werden. Essen Sie als kleine Vorspeise knackiges Obst oder Gemüse. Besonders, wenn man flüssige Nahrung wie Suppen als eine Hauptmahlzeit einbaut, sollte in die Suppe etwas „Kauhilfe" hinein. Gewürfelte Möhren, Croutons, Nüsse oder sonstiges Kaubares sind hier gut geeignet. So kaut man die Suppe, statt sie schnell zu trinken. Kauen Sie grundsätzlich sehr bewusst ihre Nahrung.

Auch hierzu ein Überblick über wichtige Aspekte, die die Verdauung positiv beeinflussen:

Sport und Bewegung, tiefes Atmen:

Muskeln sollten trainiert werden. In früheren Zeiten hat man schwer körperlich gearbeitet. Sport und Bewegung führen dazu, dass die Verdauungsorgane zur Arbeit „aufgefordert" werden. Der Grundumsatz, der gesamte Stoffwechsel wird erhöht. In der Folge arbeiten alle Verdauungsorgane besser. Die tiefere Atmung durch körperliche Anstrengung belebt die Verdauungsorgane.

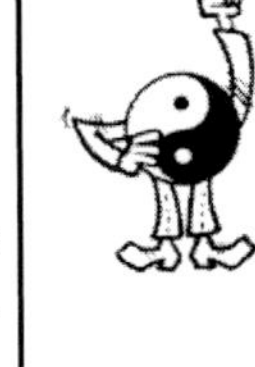

Wichtig ist, den Wechsel von Anspannung und Entspannung zu betonen. Eine Entspannung gelingt viel leichter nach einer vorhergehenden Anspannung. Sport ist ohne eine ausreichende Entspannung nicht viel besser als gar keine Bewegung. Wenn die Entspannung fehlt, erhöht man die Spannung im Körper noch mehr und viele Beschwerden sind die Folge. Ohne Bewegung und (anschließende) Entspannung hat man auch keine gute Verdauung!

1.4 *Die Verdauungsdrüsen*

Wenn die Säfte fehlen, benötigt man befeuchtende Lebensmittel

Grundsätzlich sind die oben genannten Aspekte auch für die Drüsen wichtig: Entspannung, Zeit beim Essen, tiefes Atmen, Kauen und körperliche Bewegung. Entscheidend für die großen Verdauungsorgane ist, ob in den Drüsen zu wenige Säfte sind (Zustand „Zu wenig Yin") oder ob sich Säfte stauen (Zustand „Zu viel Yin"). Bei einem Saftmangel ist es wichtig, die Verdauungssäfte aufzubauen, damit die Drüsen genügend Flüssigkeiten für ihre Arbeit haben. (Befeuchtende Lebensmittel, z.B. saftiges Obst und Gemüse, hochwertige Fette, siehe Zustand „Zu wenig Yin"). Bei einem Säftestau ist es notwendig, diese in Bewegung zu bringen. Man trainiert damit die Drüsen. (z. B. Knäckebrot, entwässernde Lebensmittel, siehe Zustand „Zuviel Yin").

Wenn sich Säfte stauen, benötigt man trocknende Lebensmittel

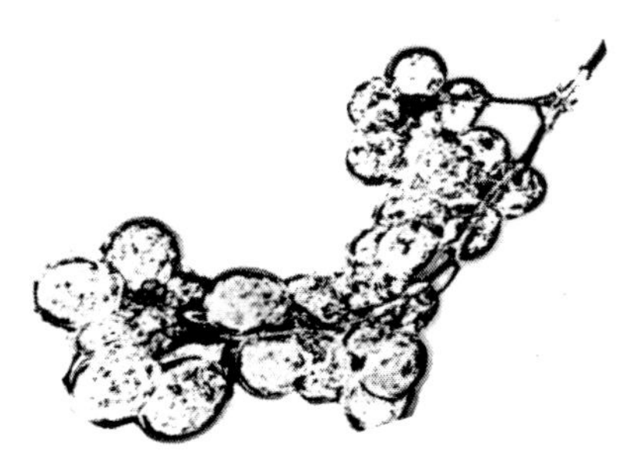

1.5 *Der Darminhalt*

Der Dickdarm „lebt", er ist voller Mikroorganismen. Dabei gibt es eine ziemlich einfache Einteilung der Darmbewohner. Es gibt die „Guten und die Bösen". Sozusagen wie in Hollywood. Bevor wir geboren werden, haben wir ja nichts gegessen. Unser Verdauungstrakt ist also leer. Die erste Nahrung ist oder sollte die Muttermilch sein. Diese enthält Milchzucker und viele Inhaltsstoffe, die unsere erste Besiedlung des Darms ermöglichen. Die für uns guten, lebensnotwendigen Bakterien sind besonders die Milchsäurebakterien. Sie verhindern Gärungs- und Fäulnisprozesse. Durch schlechte Ernährungsgewohnheiten, durch Stress und Medikamente können diese Bakterien verdrängt werden und die bösen Mikroorganismen halten Einzug.

Milchsäurebakterien sorgen für eine gesunde Darmflora

Dies sind Fäulnisbakterien, aber auch Pilze und Viren. Diese erzeugen ein vielfältiges Bild von Beschwerden und Krankheiten. Die Nahrung fängt an zu gären und zu verfaulen. Es entstehen sehr ungesunde Fuselstoffe und andere Gifte, die dann in den Körper aufgenommen werden. Eine ganze Reihe von Beschwerden und Krankheiten sind die Folge. Die Darmflora ist ein großes, eigenes Thema, was hier im Anschluss besprochen wird. Zusammengefasst sind also folgende Aspekte für unsere Verdauung von großer Bedeutung:

Das Nervensystem steuert die Verdauung
Die Muskeln sorgen für die Darmbewegungen
Die Verdauungsdrüsen sorgen für die Verdauungssäfte
Die Darmflora beeinflusst besonders den Dickdarm

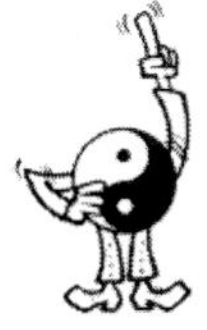

Kapitel 2 Die Darmflora

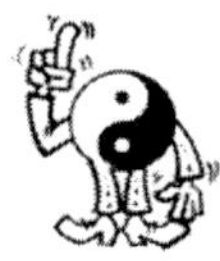

Immer mehr Menschen leiden in unserer Wohlstandsgesellschaft unter einer gestörten Darmflora. Deshalb sollte eine Ernährungstherapie stets den „Darminhalt" und damit auch die Darmflora mit umfassen. Zu diesem Thema gibt es inzwischen eine Menge hervorragender Literatur. Deshalb werde ich dieses Thema nur kurz und eher allgemein behandeln.

2.1 Die Entstehung der Darmflora

Durch die Muttermilch entsteht eine erste Besiedlung des Darmes mit Mikroorganismen

Die gesunde Darmflora verdanken wir der Muttermilch. Eine erste Besiedelung des Darms mit Milchsäurebakterien wird durch den Milchzucker unterstützt. Dieser Milchzucker wird erst im Dickdarm von Milchsäurebakterien aufgespalten. Dadurch entsteht Milchsäure. Diese Milchsäure erzeugt ein gesundes Darmmilieu. Es verhindert die Vermehrung von Fäulnisbakterien und hemmt das Wachstum von Pilzen. Außerdem regt Milchsäure die Verdauungsorgane an. Zunächst wollen wir uns ansehen, was eine gesunde Darmflora ausmacht.

2.2 Die Guten und die Bösen ...

Vereinfacht ausgedrückt gibt es im Darm die Guten und die Bösen: Die Milchsäurebakterien sind wie beschrieben unsere Verbündeten. Solange diese eine deutliche Übermacht haben, ist die Darmflora weitgehend gesund.

Dagegen erzeugen Fäulnisbakterien Gärungsprozesse und eine Menge giftiger Abfallstoffe. Genauso schlimm sind Pilze, wenn sie in übermäßig großer Konzentration auftreten. Sie sind Parasiten, die die für uns bestimmte Nahrung wegnehmen und zusätzlich gefährliche Abfallstoffe in den Darm abgeben.

2.3 *Die gestörte Darmflora*

Wenn in unserem Darm die Milchsäurebakterien abnehmen und die Fäulnisbakterien zunehmen, entstehen eine ganze Fülle von Beschwerden und in deren Folge schwere Krankheiten. Der Darminhalt fängt an zu gären und zu verfaulen. Die Fäulnisbakterien laden ihre Freunde ein, nämlich die Darmpilze. Pilze sind Schmarotzer, die den Nahrungsbrei für sich beanspruchen. Insbesondere der Zucker steht auf dem Speisezettel dieser ungebetenen Besucher. Sie sind außerdem große Mineralienräuber. Alle sich schnell teilenden oder schnell arbeitenden Zellen leiden besonders darunter. Die Haut, die Schleimhäute, aber auch die Nerven und die Blutzellen leiden unter einer Mangelversorgung.

Darmpilze sind Parasiten, die uns Nährstoffe und Mineralien rauben

Leitsymptome

Anfallartiger Hunger auf Süß, teilweise ohne Sättigungsgefühl, körperliche Schwäche, Verdauungsprobleme, Blähungen, trockene Haut und spröde Haare, Anämiesymptome.

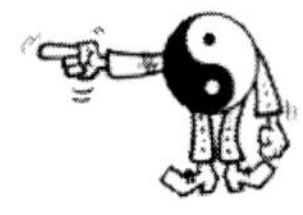

Symptome durch Gärungsprozesse

Die Pilze, zusammen mit den Fäulnisbakterien, lassen den Nahrungsbrei verfaulen. Es entstehen Gärungsprozesse und eine ganze Reihe von Verdauungsbeschwerden: Starke, übel riechende Blähungen, Durchfall oder Verstopfung, oft im Wechel, Völlegefühl, Unverträglichkeiten, Sodbrennen, Magenbeschwerden. Da die Nahrung gärt, entstehen eine ganze Reihe von Giften und teils alkoholischen Fuselstoffen, die dann in den Körper gelangen und dort Vergiftungserscheinungen verursachen: „Katergefühl", Kopfschmerzen, Übelkeit, Hautkrankheiten, Alkoholvergiftungen, die zu Leberschäden führen können, Wassereinlagerungen, Bindegewebsschwäche, Gewichtszunahme. Die Pilze selbst geben giftige Abfallprodukte in den Darm ab, die eine adrenalinähnliche Wirkung besitzen. Unter dem Einfluss von Adrenalin bleibt der Darm stehen und dann haben die Parasiten Zeit, sich zu bedienen. Dieses Gift geht ins Blut. Dadurch entstehen Symptome eines ständigen Adrenalinüberflusses wie innere Unruhe ohne Grund, beschleunigter Puls, Schlafstörungen.

Viele Symptome können sich hinter einer gestörten Darmflora verstecken

Unspezifische Symptome

Es können alle möglichen Symptome auftreten. Diese verschwinden nach und nach, sobald sich die Darmflora wieder normalisiert. Hier einige Beispiele: Psychische Veränderungen, Regelstörungen, Konzentrationsschwäche, Augenprobleme, eingerissene Fingernägel, Gelenkbeschwerden, Abwehrschwäche, asthmatische Beschwerden, Frieren, Tinnitus und andere. Außerdem verschlimmert eine gestörte Darmflora Schwächen in einer individuellen Veranlagung. Wer leicht friert, friert noch mehr, wer zu Übergewicht neigt, nimmt noch mehr zu usw.

2.4 *Die Therapie*

Insbesondere die Pilze ernähren sich am liebsten von weißem Zucker und weißem Mehl. Fäulnisbakterien lieben Fleisch. Am schlimmsten ist also die Kombination von Fleisch, Zucker und Weißmehl. Gärungsprozesse sind die direkte Folge. Es ist also unvermeidbar, auf weißen Zucker und Weißmehl so weit wie möglich zu verzichten. Dies ist am Anfang ziemlich schwierig, da die Parasiten ihren Tribut einfordern. Alle leicht verdaulichen Zucker sind ungünstig. Also sind auch Fruchtsäfte und sehr reifes Obst für einige Zeit eher zu meiden. Nicht, dass solche Säfte an sich ungesund wären. Sie bedienen bei diesem Zustand nur ihre ungebetenen Gäste.

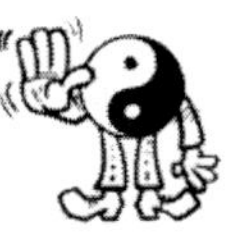

Vermeiden

Zucker, weißes Mehl, Obstsäfte, sehr reifes Obst. Reduzieren Sie Fleischprodukte für einige Zeit auf ein Minimum. Benutzen Sie Lebensmittel, die Ihrem Typ entsprechen.

Vorgehen gegen die Pilze

Es gibt Medikamente gegen Darmpilze. Insbesondere Nystatin hat sich hier bewährt. Dieses lässt die Zellwände der Pilze aufbrechen. Dadurch bluten diese aus und gehen unter. Nystatin wirkt nicht gegen Fäulnisbakterien. Es verbessert auch nicht die Darmflora oder die Darmbewegungen. Deshalb würde ich Nystatin nur sehr begrenzt empfehlen. Sie sollten es ohnehin nur in Absprache mit ihrem Therapeuten nehmen. Sehr viel wirksamer und dauerhafter ist der Einsatz von milchsauren Produkten.

Nystatin tötet zwar Darmpilze, verbessert aber nicht direkt die Verdauung

Weder Pilze noch Fäulnisbakterien mögen Milchsäure. Die „guten Bakterien“ dagegen werden dadurch unterstützt. Man verbessert so langfristig das Darmmilieu und erreicht wieder eine gesunde Darmflora.

Sauerkraut ist ein sehr wirkungsvolles Mittel. Es ist aber ein recht drastisches Mittel und außerdem kühlend. Sie sollten es also einsetzen, wenn Sie körperlich warm und fit sind. Ansonsten sind nur kleine Mengen empfehlenswert. Hervorragend ist „Kanne Brottrunk“. Es kann von jedem getrunken werden, solange man es nicht übertreibt. Trinken Sie zweimal täglich ein halbes Glas, verdünnt oder unverdünnt. Auch milchsauer vergorene Milchprodukte sind sehr gut geeignet, die Darmflora langfristig wiederherzustellen. Achten Sie auch hier sehr auf die Menge. Wer es übertreibt, erreicht schnell das Gegenteil. Wer friert, sollte Joghurt und Co. nicht aus dem Kühlschrank essen, sondern warm genießen und mit Ingwer und Zimt würzen. Auch alle anderen milchsauer vergorenen Produkte sind gut. Früher gab es deutlich mehr solche Produkte. Da es keinen Kühlschrank gab, war es eine der wenigen Möglichkeiten der Konservierung. Man legte neben Kohl auch rote Beete, Möhren, Rüben, ja sogar Fleisch milchsauer ein, um es zu konservieren. Deshalb gab es nicht in diesem Ausmaß Darmprobleme. Überhaupt leben die Menschen dort am längsten, wo nachweislich viele milchsaure Produkte gegessen werden. Neben der Milchsäure sind auch andere saure Produkte ein gutes Mittel gegen Gärungsprozesse im Darm: Apfelessig, Rotweinessig, Kombucha.

Darmpilze mögen keine Milchsäure

Verbesserung der Darmtätigkeit

Viel kauen verbessert die Darm-tätigkeit

Der Darm besteht zum größten Teil aus Muskulatur. Wenn diese Muskeln arbeiten, funktionieren auch die Verdauungsdrüsen und die Darmschleimhaut. Deshalb ist eine kräftige Darmmuskulatur besonders wichtig. Gärungsprozesse hemmen die Muskelarbeit und die Darmmuskeln erschlaffen. Viel zu lange verweilt der Nahrungsbrei im Darm und die Gärung verschlimmert sich so noch mehr. Ballaststoffe erhöhen das Darmvolumen und den „Innendruck" im Darm. Dies regt die Muskeln zu verstärkter Arbeit an. Dadurch regt man das ganze Verdauungssystem an. Der Stuhlgang wird häufiger und wird mehr Volumen umfassen. Dadurch verringert sich die Zeit, in der sich die Pilze und Fäulnisbakterien vermehren können. Ballaststoffe trainieren die Darmmuskulatur, was eine gesunde Darmflora unterstützt. Es gibt sehr unterschiedlich wirksame Formen von Ballaststoffen.

> ***Wichtig***
> „Trockene" Menschen benötigen befeuchtende Ballaststoffe.

Gut sind hier alle Ölsaaten, aber auch Butter. (Siehe Zustand „Zu wenig Yin"). Versuchen Sie Mandeln, Sonnenblumenkerne oder ähnliches einzuweichen. Es reicht, diese über Nacht in Wasser zu legen. Sie werden deutlich mehr Stuhlgang bekommen.

Vollkorn-produkte können eine sehr emp-findliche Schleimhat überfordern

> ***Wichtig***
> „Feuchte" Menschen benötigen trocknende Ballaststoffe.

Günstig sind alle Vollkornprodukte, auch Kleie, Hülsenfrüchte, Kartoffeln (siehe Zustand „Zu viel Yin"). Starker Pilzbefall kann die Darmschleimhaut schädigen. Dann sind Vollkornprodukte und Kleie nicht die richtige Wahl. Sie scheuern und würden die entzündliche Schleimhaut noch mehr verletzen. Hier sind Ölsaaten viel besser geeignet. Weichen Sie eine halbe Tasse Mandeln über Nacht ein und essen Sie diese. Mandeln schützen die Schleimhaut. Die Ballaststoffe führen dazu, dass Sie deutlich mehr Stuhlgang haben werden. Geeignet sind auch andere Ölsaaten wie Sesam, Sonnenblumenkerne oder Cashewkerne.

2.5 *Aufbau der Darmflora*

Wie bereits besprochen, sind unsere Freunde besonders die Milchsäurebakterien. Ein hervorragendes Mittel zur Unterstützung der Darmflora ist der Milchzucker. Dieser gelangt unverdaut in den Dickdarm und kann dort nur von Milchsäurebakterien aufgespalten werden.

Mit Milchzucker kann man gesunde Süßspeisen entwickeln

Ein ganz besonderer Tipp: Machen Sie sich Ihre „Zuckerriegel" selbst und auch noch in einer gesunden Art und Weise: Nehmen Sie Milchzucker, Kokosflocken, Mandelsplitter oder Nussmehl, dazu etwas Joghurt und schon haben Sie eine Süßigkeit, die nicht nur hervorragend schmeckt, sondern auch ihre Darmflora unterstützt.
Zum Aufbau der Darmflora gibt es geeignete Medikamente. Wenn Sie unsicher sind, lassen Sie sich von Ihrem Therapeuten beraten. Dies lässt sich aber auch mit „Hausmitteln" erreichen. Auch hier sind es wieder milchsaure Produkte, die die Darmflora wiederherstellen. Versuchen Sie (verdünnten) Joghurt, Quark usw. Seien Sie nur etwas vorsichtig bei der Menge. Versuchen Sie 2-3 mal täglich einen Esslöffel Joghurt mit (warmem) Wasser verdünnt zu trinken. Auch Kanne Brottrunk ist sehr gut geeignet, die Darmflora zu unterstützen.

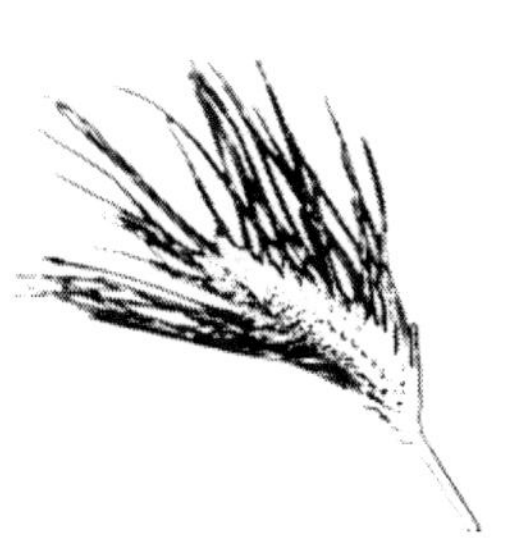

Kapitel 3 *Die Wirkrichtung von Lebensmitteln*

Wenn man in Heilpflanzenbüchern des Mittelalters liest, so findet man interessante Beschreibungen der Wirkweisen einzelner Heilpflanzen. Man fängt nicht direkt mit der Wirkung auf bestimmte Organe an. Stattdessen spricht man zuerst von „wärmender" oder „kühlender" Wirkung, oder von „trocknender" oder „befeuchtender" bzw. „schleimender" Wirkung. Genau die gleichen Prinzipien verwendet bis heute die alte persische Medizin. Auch im fernen Osten finden wir die gleichen Regeln für die Beschreibung von Heilpflanzen und Lebensmitteln. Besonders bei der TCM steht neben dem Geschmack stets diese Richtlinie an allererster Stelle.

Lebensmittel können wärmen oder kühlen, sie können befeuchten oder trocknen

Die Wirkung zielt auf den diagnostischen Zustand der Patienten. Als Beispiel benötigt ein Patient, der ausgetrocknet ist, ganz andere Mittel, als ein Mensch mit Wassereinlagerungen. Ein Mensch der friert, wird andere Lebensmittel brauchen, als ein Mensch, der schwitzt. Diese Grundmuster zielen auf die Diagnosen nach den Richtlinien von Yin und Yang.

Bei einem zu viel an Yang hat man einen erhöhten Stoffwechsel mit hoher Körpertemperatur sowie eine Neigung zu einer erhöhten Körperspannung. Solche Menschen benötigen absenkende, kühlende Lebensmittel.

Bei einem zu wenig an Yang hat man einen erniedrigten Stoffwechsel mit allgemeiner Schwäche sowie eine niedrige Körpertemperatur. Solche Menschen benötigen wärmende Kraftnahrung.

Bei einem zu viel an Yin neigt man zu Wasseransammlungen, einer schlechten Entgiftung mit Schlackenstoffen, sowie zu Übergewicht. Solche Menschen benötigen entgiftende, ausleitende Lebensmittel.

Bei einem zu wenig an Yin neigt man zu allgemeiner Trockenheit, zum Säftemangel sowie zu Untergewicht. Solche Menschen benötigen befeuchtende, aufbauende Lebensmittel.

Im folgenden werden diese Lebensmittel entsprechend dieser Wirkweise dargestellt.

3.1 Absenkende und kühlende Lebensmittel

Lebensmittel, die sich besonders für den Zustand „Zu viel Yang" eignen
Zuviel Yang (bei gesundem Yin) = Yang Fülle

 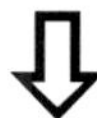

Gesundheit :  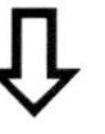

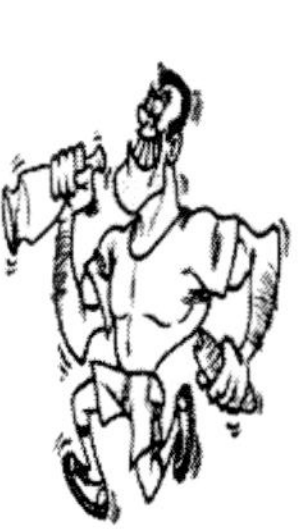

Wie man leicht beobachten kann, sind Menschen sehr verschieden. Die einen frieren ständig und schließen die Fenster, wenn es kalt ist. Das gefällt jenen gar nicht, denen ständig zu warm ist. Wenn jemandem immer warm ist und wenn er dabei ständig Hunger hat, dann ist das nicht gesund und wird langfristig zu ernsthaften Symptomen führen. Die Verdauungsorgane sind langfristig überfordert und werden krank. Auch andere Organe wie das Herz oder die Nerven leiden. Ein erhöhter Stoffwechsel führt zu zwei besonders sichtbaren Problemen:

1. *Erhöhte Körperwärme*
2. *Verstärkter Verbrauch von Nahrungsstoffen, besonders von Zucker*

Ein erhöhter Stoffwechsel hat negative Auswirkungen auf andere Organe

Je leichter verdaulich Lebensmittel sind, desto schneller gehen die Stoffe ins Blut. Dadurch steigen dann der Grundumsatz und der Stoffwechsel. Appetit und Durst werden angeheizt. Bei einem zu hohem Stoffwechsel ist es wichtig, Lebensmittel zu verwenden, die langsam verdaulich sind. Diese bremsen dann den Stoffwechsel und wirken absenkend auf das Yang. Bei Menschen mit „Zuviel Yang" geht es also darum, hochwertige Lebensmittel zu verwenden, die den Stoffwechsel bremsen. Günstig sind Lebensmittel, die langsam verdaulich sind, insgesamt kühlen und die Blutzuckerkurve stabilisieren.

3.1.1 *Kühlende Lebensmittel*

Rohkost

Sehr leicht verdauliche Lebensmittel sind hier, zumindest in größeren Mengen, nicht geeignet. Wenn man den Stoffwechsel bremsen will, sollte man einen hohen Anteil an Rohkost verwenden. Rohkost ist energetisch kühlend. Für die Verdauung von Rohkost verbraucht der Körper mehr Wärme, als er von dieser Nahrung „zurück bekommt". Sie ist eher schwer verdaulich und bremst so das Yang.

Rohkost wirkt energetisch kühlend und absenkend

Gemüse

Generell kann man sagen, dass alle grünen Sorten schwerer verdaulich sind als gelbe oder rote Gemüsesorten. So sind grüne Paprika deutlich schwerer verdaulich als rote oder gelbe. Tomaten oder Möhren sind leichter verdaulich als Gurken oder grüner Salat. Auch ist bitteres Gemüse schwerer verdaulich als süßes Gemüse. Chiccoree und Eisbergsalat sind schwerer verdaulich als Kohlrabi oder Kürbisse. Je erhöhter der Stoffwechsel ist, desto mehr sollte man deshalb bittere und grüne Rohkost einsetzen. Doch Vorsicht: Diese Lebensmittel haben eine stark absenkende Wirkung. Übertreiben Sie es also nicht!!

Folgende Gemüsesorten sind stark kühlend, wenn sie roh gegessen werden:
Grüne Paprika, Brokkoli, Eisbergsalat, Endiviensalat, grüne Gurken, Rotkohl, Sauerkraut.

Grünes Gemüse ist schwerer verdaulich als rotes Gemüse

Folgende Gemüsesorten (roh verzehrt) sind leicht kühlend:
Avocados, Blumenkohl, Kopfsalat, Champignons, Kohlrabi, Kürbisse, Möhren, roter und gelber Paprika, Radieschen, weißer Rettich, Spargel, Tomaten, gekeimte Linsensprossen.

Obst / Früchte / Beeren

Je saurer, grüner und härter eine Obstsorte ist, desto schwerer ist sie verdaulich. Je reifer, gelagerter, saftiger, weicher und süßer das Obst ist, desto leichter ist es verdaulich.

Eine süße „Lutschbirne" geht direkt ins Blut, während eine harte, grüne Birne nur langsam vom Körper verdaut wird. Wirklich süßes, saftiges und weiches Obst ist nicht kühlend, sondern eher neutral. Es wirkt dann eher auf die Körpersäfte als auf die Körperwärme. Obst ist generell weniger stark kühlend und leichter verdaulich als Gemüse. Ansonsten gelten bei Obst und Gemüse ähnliche Grundsätze.

Eher stark kühlende Obstsorten (roh verzehrt) sind:
Grüne Äpfel und Birnen, harte Bananen, Grapefruit, Holunderbeeren, Johannisbeeren, Kiwis, saure Orangen, Rhabarber, Wassermelonen, Zitronen.

Reifes Obst ist leicht verdaulich

Eher schwach kühlende Obstsorten sind:
Ananas, reife Äpfel und Birnen, Brombeeren, Erdbeeren, Heidelbeeren und Himbeeren, Honigmelonen, Kirschen, süße Mandarinen, Orangen, Pfirsiche, reife Pflaumen, Weintrauben.

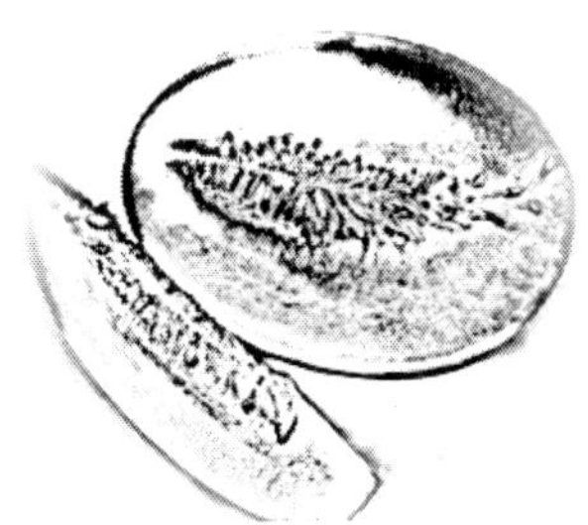

3.1.2 *Lebensmittel, die den Stoffwechsel stabilisieren*

Der Blutzucker schwankt bei einem erhöhten Stoffwechsel sehr stark. Schnell gelangt man in die Unterzuckerung und hat Heißhunger. Wenn man zu leicht verdauliche Lebensmittel isst, ist die nächste Unterzuckerung schon vorprogrammiert. Besonders ungeeignet ist deshalb weißer Zucker, aber auch weißes Mehl oder Weißmehlprodukte.
Hier sind Lebensmittel besonders sinnvoll, die langsam verdauliche Kohlehydrate enthalten.

Getreide / Saaten

Weisser Zucker macht unruhig und schwach

Weißes Mehl und weißer Zucker werden schnell verdaut. Dadurch gehen die Inhaltsstoffe, insbesondere der Zucker direkt ins Blut. Daraufhin schüttet der Körper Insulin aus, um den Zucker aus dem Blut in die Zellen zu befördern. Der Blutzucker sinkt dann schnell nach unten. Je mehr weißes Mehl und Zucker man isst, desto schneller wird man wieder Hunger haben. Man ist nur sehr kurz satt und bekommt nur wenig Energie.
Das volle Korn enthält nur wenige Einfachzucker und sehr viele Mehrfachzucker, die man als Stärke bezeichnet. Diese Stärke wird nur langsam vom Körper abgebaut. Sie macht daher lange satt und spendet lange und gleichmäßig Energie. Deshalb sollten Vollkornprodukte bei einem „Zuviel an Yang" der hauptsächliche Bestandteil der Nahrung sein.

Besonders günstige Getreideformen sind hier:
Dinkel, Gerste, Grünkern, Mais, Reis, Roggen, Weizen, Buchweizen und alle **Vollkornprodukte** wie etwa **Vollkornbrot oder Vollkornnudeln.**

Hülsenfrüchte

Hülsenfrüchte sind, wenn man sie einweicht und lange kocht, eher leicht verdaulich und wärmend. Trotzdem kann man diese hier bei Zustand „Zu viel Yang" gut einsetzen. Sie enthalten viele hochwertige Eiweiße. Damit reduzieren sie den Hunger auf Fleisch. Besonders gut geeignet sind **Tofuprodukte**. Sie wirken leicht kühlend und machen lange satt.

Hülsenfrüchte enthalten viele hochwertige Eiweisse

Ölsaaten

Ölsaaten sind konzentrierte Lebensmittel mit einem hohen Fettanteil. Sie wirken nicht kühlend im Körper. Aber der Verdauungstrakt benötigt viel Zeit, um diese aufzuschlüsseln. Deshalb sind sie gut geeignet, den Stoffwechsel zu bremsen und zu stabilisieren. Besonders günstig sind hier Oliven.
Günstige Ölsaaten sind ausserdem:
Oliven, Datteln, Haselnüsse, Pistazien, Sesam, Avocados.

Trockenfrüchte

Bei Trockenfrüchten braucht der Körper viel länger für die Verdauung als bei saftigem Obst oder frischen Früchten. So geht der Zucker nur langsam ins Blut. Deshalb sind diese gut geeignet, den Stoffwechsel zu stabilisieren. Es eignen sich besonders:
Getrocknete Äpfel, Ananas, Bananen, Feigen, Beeren, Orangen, Pflaumen.

Gekochtes Gemüse

Gekochtes Gemüse ist eher wärmend als kühlend. Trotzdem sind einige Sorten sehr gut geeignet, den Stoffwechsel auszugleichen. Besonders Kartoffeln sind hier angezeigt. Sie sind als Haupt- oder Nebenlebensmittel hervorragend geeignet. Auch Gemüsesorten, die eher bitter sind und / oder sehr saftig sind, eignen sich gut bei „Zuviel an Yang". Gut geeignete Gemüsesorten:
Kartoffeln, Artischocken, Chinakohl, Kohlsorten, Sauerkraut, Möhren, grüne Paprika, Spinat, Zucchini.

Fleisch, Fisch, Eier, Milchprodukte

Helles Fleisch und heller Fisch machen nur sehr kurz satt

Fast alle tierischen Produkte sind von ihrer Wirkweise her aufbauend und wärmend. Deshalb gehören sie allgemein nicht zu den hier günstigen Lebensmitteln. Es gibt aber große Unterschiede in der Wirkweise. So ist helles Fleisch, insbesondere Geflügel, viel leichter verdaulich als dunkle Fleischsorten. Fisch allgemein, besonders helle Fischsorten, ist leicht verdaulich. Wenn man den Stoffwechsel stabil halten will, sollte man deshalb Fleisch- und Fischsorten wählen, die nicht so schnell verdaut werden, bzw. „ins Blut gehen". Milchprodukte sind ebenfalls starke Aufbaumittel. Auch hier gibt es eher leichtverdauliche Zubereitungsformen wie die Milch an sich, Weichkäse sowie Schaf- und Ziegenkäse. Schwerer verdaulich sind Hartkäsesorten. Einzig wirklich günstig für diesen Zustand sind milchsauer vergorene Lebensmittel wie **Joghurt, Quark, Kefir** oder **saure Sahne.** Zu den langsam verdaulichen tierischen Produkten gehören Hartkäsesorten sowie eher fettiges Fleisch und dunkler Fisch. Es eignen sich also:
Eier, Hartkäse, Fische wie **Aal, Lachs, Karpfen, dunkle Fleischsorten** wie **Rind, Wild, roher Schinken.**

Zubereitungsformen

Um die Eigenschaften verschiedener Lebensmittel optimal nutzen zu können, spielen die Zubereitungsformen eine große Rolle.

Kochen

Je mehr man körperlich arbeitet, desto mehr Energie verbraucht man

Dies ist die wirkungsvollste Methode, um die Kraft der Lebensmittel zu verstärken. Selbst sehr schwerverdauliche Lebensmittel wie harte Bohnen entfalten ihre wärmende und kräftigende Wirkung, wenn man sie nur lange genug kocht. Auch Menschen mit einem hohen Stoffwechsel benötigen Energie für ihren Alltag, besonders wenn man körperlich arbeiten muss. Deshalb ist es empfehlenswert, täglich einmal warm zu essen. Nur sollte bei einem erhöhten Stoffwechsel immer ein hoher Rohkostanteil eingefügt werden.

Dünsten

Kurzes Andünsten macht kühlende, schwerverdauliche Lebensmittel viel leichter verdaulich. Die Vorteile sind, dass viele Vitamine erhalten bleiben und der Stoffwechsel weniger angekurbelt wird als bei wirklich gekochtem Essen.

Braten

Vor allem Fleisch und Fisch werden gerne gebraten. Dies „yangisiert" die Lebensmittel, verstärkt ihre wärmende Wirkung und macht sie leichter verdaulich. „Yangige" Menschen lieben ja den Grillabend. „Mann" sollte sich bei der Menge zurückhalten.

Kühlen

Gekühlte Lebensmittel entziehen dem Körper sehr direkt Wärme, aber auch Energie. Dies wird von überhitzten Menschen als angenehm empfunden. In geringen Mengen ist dies eigentlich kein Problem. Allerdings besteht die Gefahr, dass man sich den Magen auf Dauer ruiniert. Zu viele kalte Getränke sollte man bestimmt meiden.

Kalte Nahrung entzieht dem Körper Wärme und Kraft

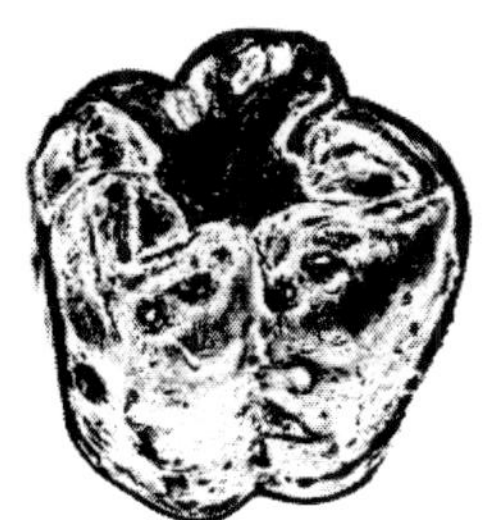

3.2 *Kraftnahrung*

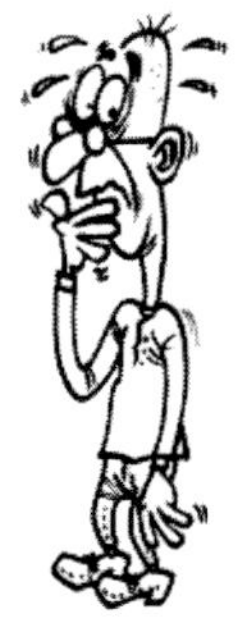

Lebensmittel, die sich besonders für den Zustand „Zu wenig Yang" eignen Zu wenig Yang (bei gesundem Yin) = Yang Mangel

⇧ ⇩ **Gesundheit :**  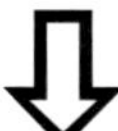

Wenn wir Lebensmittel essen, verbraucht der Körper für die Verdauungstätigkeit Energie und Wärme. Wir verbrauchen also erst einmal Kraft und Wärme, wenn wir essen. Erst danach bekommen wir aus der Nahrung Energie und Wärme zurück.

Wer friert, sollte sich über-wiegend warm ernähren

Je mehr Kraft und Wärme in einem Lebensmittel steckt, desto größer ist die „Bilanz", also die Lebenskraft und Körperwärme, die wir aus der Nahrung bekommen. Je leichter verdaulich Lebensmittel sind, desto schneller gehen die Stoffe und besonders der Zucker ins Blut. Die nun zur Verfügung stehende Energie erhöht so unsere Leistungsfähigkeit und die Kraft der inneren Organe. Der Stoffwechsel wird angeregt und dadurch wird uns auch wärmer.

Nur Nahrungsmittel, die unsere Lebenskraft erhöhen, ohne dabei irgendwelche Nebenwirkungen zu entfalten, verdienen die Bezeichnung „Kraftnahrung". Wir sprechen völlig zu recht von „Lebens" mitteln. Unsere alltägliche Körperkraft stammt ja zum allergrößten Teil aus der Nahrung. Welche Lebensmittel aber haben die größte Kraft?

Saaten

Ein Samenkorn enthält alle Stoffe für den Start in das neue Pflanzenleben. Darin sind alle Eiweiße, Fette, Kohlenhydrate, Mineralstoffe und Vitalsubstanzen enthalten, die für die spätere Entwicklung nötig sind. Ein Same ist also ein ganz natürliches Kraftpaket. Man sieht dies rein optisch, wenn man Samen keimen lässt. Lange benötigen diese außer Wasser und Luft nichts und entfalten ein erstaunliches Wachstum. Die europäischen Seefahrer des Mittelalters litten ständig unter irgendwelchen Mangelkrankheiten. Schon vorher fuhren chinesische Flotten bis nach Afrika und hatten diese Probleme nicht. Sie ließen Saaten keimen, die dann nicht nur alle nötigen Nährstoffe lieferten, sondern auch viele Vitamine, besonders Vitamin C. Sogar eine Giraffe brachten sie so lebend nach China. Alle Saaten enthalten sehr viel Kraft. Jedoch sind die Anteile an Inhaltsstoffen und ihre Wirkweise recht unterschiedlich.

Saaten enthalten alle Nährstoffe des späteren Wachstums

Getreide / Körner / Mais / Reis / Hirse usw.

Der Einfachheit halber spreche ich hier allgemein von „Getreide", obwohl z.B. Reis botanisch gesehen kein Getreide ist. Getreide bildet seit Urzeiten das Grundnahrungsmittel des Menschen. Die Asiaten empfehlen, dass ca. 70 bis 80 % unserer täglichen Nahrung aus Getreide bestehen sollte. Je mehr man sich von dieser Grundregel entfernt, desto kränker werden die Menschen. Im kalten Russland gibt es ein Sprichwort: „Nicht der Pelz, sondern das Brot hält einen warm." Alle Kulturen haben ihren Lobgesang auf Brot und Getreide. Wichtig dabei ist, dass nicht zu viele Schichten oder Anteile davon ausgesiebt werden. In Asien gibt es mittlerweile immer mehr Mangelkrankheiten, weil dort vor allem der polierte Reis verwendet wird. Und dieser macht vielleicht satt, hat aber das Wort „Kraftnahrung" bestimmt nicht mehr verdient. Getreide enthält besonders viele Kohlenhydrate. Dadurch erhöht es den gesunden Blutzucker und gibt enorme Kraft. Eine genauere Beschreibung der einzelnen Körner finden Sie in dem Kapitel „Lebensmittel" im ersten Buch.

Die Asiaten empfehlen einen Anteil von 70 % an Getreide an der täglichen Nahrung

Besonders kräftigende Getreidesorten sind:
Hafer, Reis, Hirse, Dinkel, Quinoa, Amarant.

Ölsaaten / Nüsse

Ölsaaten geben Kraft und befeuchten die Haut und den Darm

Auch Ölsaaten sind Kraftpakete. In arabischen Ländern preist man die Datteln als Spender von großer Kraft. Oliven gelten zu recht als lebenserhaltend. Und in harten Wintern griff man stets auf Nüsse, Sonnenblumenkerne usw. zurück, um gesund und kräftig zu bleiben. Wegen ihres hohen Gehaltes an ungesättigten Fettsäuren wirken sie Yin aufbauend, aber auch entgiftend. Besonders erwähnenswert sind:

Mandeln, Sonnenblumenkerne, Walnüsse, Haselnüsse, Cashewkerne, Sesam, Weizenkeime.

Hülsenfrüchte

Bis vor wenigen Jahrzehnten gehörten Hülsenfrüchte zu unseren Grundnahrungsmitteln. Da gab es noch deutlich weniger chronische Krankheiten und die Menschen waren deutlich leistungsfähiger. Die Bundeswehr lagert für schlechte Zeiten und für lange Kampfeinsätze kaum Fleisch, dagegen Tonnen von Hülsenfrüchten, um ihre Soldaten kampffähig zu halten. Da Hülsenfrüchte besonders viele Eiweiße enthalten, gleichen diese viele Mangelerscheinungen aus. Alle organischen Abläufe benötigen Eiweiße, die die Hülsenfrüchte in „Hülse" und Fülle liefern. Dabei wirken sie entgiftend, anders als tierische Produkte, die eher verschleimend wirken. Dadurch sind sie ganz nebenbei „Schlankmacherpowermittel". Besonders günstig sind:

(Rote) Linsen, Bohnen, Erbsen, Kichererbsen.

Gemüse

Pflanzen, die überwintern, speichern ihre Kraft in Wurzeln oder Blättern

Gewisse Gemüsearten speichern ihre eigene Lebenskraft und sind damit Konzentrate. Dazu gehören vor allem Wurzelgemüse, Knollen und Zwiebelarten.

Wurzelgemüse und Knollengemüse

Mehrjährige Pflanzen ziehen im Herbst ihre ganze Kraft ins Innere zurück. Sie speichern so ihre Vitalstoffe für das Wachstum im nächsten Jahr. So gesehen sind solche Pflanzen Konzentrate, die eine Menge Energie enthalten. Sie enthalten sehr viel Lebenskraft, besonders, wenn man sie in Kraftbrühen lange kocht.

Möhren, Rüben, Schwarzwurzeln, Kartoffeln, Süßkartoffeln, aber auch rote Beete oder Kohl kräftigen und vitalisieren unseren Organismus. Da sie sehr viele Mineralien und meist auch viele Säfte enthalten, stabilisieren sie auch das Yin.

Zwiebeln, Lauch, Knoblauch

Viele Zwiebelpflanzen enthalten eine solche Konzentration an Stoffen, dass diese für den Menschen sogar giftig sind. Die Gemüsezwiebel selbst war dagegen stets eines der Lieblingsmittel zahlloser Heilkundiger. Sie enthält als Konzentrat wichtigste Inhaltsstoffe und ist ein klassisches Aufbaumittel. Lange gekocht erleichtert sie die Aufnahme und die Weiterverarbeitung unter anderem von Eiweißen. Die Zwiebel wirkt also als Katalysator und schafft es sogar, Gifte aus dem Körper zu leiten. Eine ihrer Hauptwirkungen ist die Verbesserung der Abwehrkräfte.

Zwiebeln stärken das Immunsystem und die Abwehrkraft

Tierische Produkte

Eier: Eier sind sozusagen die tierische Variante von Saaten. Wie ein Samenkorn enthält das Ei alle, hier für das spätere Federvieh, nötigen Nährstoffe. So gibt es gar keinen Zweifel, dass Eier die Lebenskraft erhöhen. Da wir insgesamt zu viele tierische Lebensmittel verzehren, haben Eier leider den Ruf bekommen, ungesund zu sein. Natürlich sollte man nicht zu viele Eier essen. Regelmäßig ein Ei wird aber niemandem schaden, sondern die Lebenskraft stabilisieren.

Eier gehören zu den kräftigsten Aufbaumitteln

Fleisch / Fisch: Fleisch und Fisch haben den großen Vorteil, dass viele Sorten recht leicht verdaulich sind und die Körperwärme erhöhen. In kalten Ländern ist es schwieriger, als Vegetarier ein „warmes" Leben zu führen. Möglich ist das aber. Ob jemand Fleisch aus ethischen Gründen ablehnt, überlasse ich dem werten Leser. Ich beschränke mich hier auf die Wirkweise. Kraftbrühen wirken stärker wärmend, wenn ein gewisser Fleischanteil darin enthalten ist. Es gibt aber gar keinen Zweifel, dass in der modernen Welt viel zu viel Fleisch gegessen wird.

Fleisch wirkt schleimend und verschlackend und eine Unzahl von Krankheiten nimmt hier ihren Anfang. Einige Zeit den Fleischgenuss sehr einzuschränken, ist sicher sehr gesund. Allgemein ist Fisch leichter verdaulich und auch verträglicher. Er verschlackt den Körper auch weniger als Fleisch. Kulturen, die mehr Fisch als Fleisch essen, scheinen auch gesünder und kräftiger zu sein. Besonders wärmende und kräftigende Arten sind:
Geflügel, Rindfleisch, Hammelfleisch, heller Fisch wie Scholle, Kabeljau, Pangasius, Seelachs, Krabben.

Milch / Milchprodukte

Bei der Milch kommt es sehr auf die Menge an, die man verwendet

Die Milch ist die Kraftnahrung, die uns einen gesunden Start ins Leben ermöglicht. Heute weiß man, dass Babys, die nicht gestillt werden, anfälliger sind. Auch die Kuh- oder Ziegenmilch enthält fast alle Nährstoffe, die wir zum Leben benötigen. Nur in einer Überflussgesellschaft kann man auf die Idee kommen, dass Milch an sich schon ungesund ist. Für eine Milliarde Inder wäre dies wohl nur schwer nachvollziehbar. Nur macht es auch hier, wie so oft, das Maß! Milch ist kein Getränk sondern ein Lebensmittel. Kneipp päppelte die völlig ausgemergelten Mägde und Knechte esslöffelweise mit Milch und Hafer wieder auf. Bei der Milch ist, wie bei allen Lebensmitteln, darauf zu achten, dass sie möglichst frisch und nicht zu stark behandelt wurde. Besonders bei Kleinkindern bewirkt das Homogenisieren der Milch alle möglichen Beschwerden, insbesondere Hautkrankheiten.

Käse: Käse ist ein Konzentrat. Auch hier geht es um die Menge, die man isst. Die schwerst arbeitenden Bergbauern hätten ohne ihren Käse wohl kaum überlebt. Milch und Käse liefern Lebenskraft, wenn man sie in kleinen Mengen isst. Sie sind verschleimend und verschlackend, wenn man diese in zu großen Mengen konsumiert.

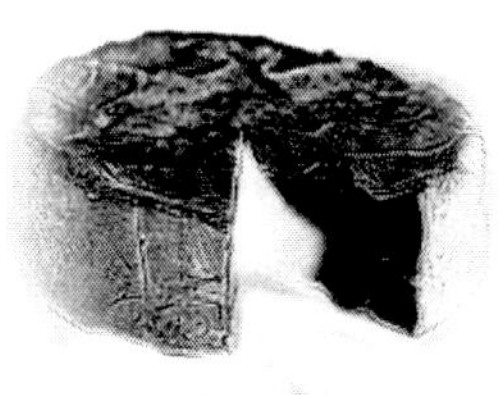

3.2.1 *Die Kraftmittel im Vergleich*

Alle Saaten erhöhen die Lebenskraft. Der Vorteil gegenüber tierischen Lebensmitteln ist, dass diese nicht verschleimend wirken, wie dies tierische Produkte tun.

Getreide, Hirse, Reis, Mais
Diese Lebensmittel enthalten mehr Kohlenhydrate als z.B. Ölsaaten oder Hülsenfrüchte. Deshalb erhöhen sie die Leistungsfähigkeit.
Ölsaaten
Ihr hoher Fettanteil stabilisiert das Yin, sie wirken mild abführend und schützen die Schleimhäute. Sie verbessern den Fettstatus im Körper.
Gemüse
ist sehr saftig und stärkt daher die Verdauungsdrüsen. Alle Drüsen des Organismus profitieren von Gemüse. Verdauungsprobleme, Trockenheit und Schwäche werden positiv beeinflusst.

Getreide, Reis, usw.	Ölsaaten	Hülsenfrüchte
Viele Kohlenhydrate	Fettsäuren	Eiweiße
Stabilisieren die Leistungsfähigkeit	Befeuchten, mild abführend, stabilisieren das Yin	Kräftigen Körperstrukturen, entwässern

Wurzelgemüse	Knollen	Zwiebeln
Stabilisieren die Verdauungskraft, befeuchten, entgiften		Allgemein belebend, stärken die Abwehrkräfte

Eier	Fleisch/Fisch	Milch / produkte
Verbessern die Lebenskraft	Wärmen und stabilisieren die Lebenskraft	Enthalten alle Nährstoffe
Wirken schleimend und bei größeren Mengen vergiftend		

Zubereitungsformen

Kochen

Kraftbrühen sind optimal für geschwächte Menschen

Dies ist die uralte, aber wirkungsvollste Methode, um die Kraft der Lebensmittel zu verstärken. Früher kochten, nicht nur bei den Bauern, auf den Holzöfen ständig irgendwelche Eintöpfe, Brühen oder Suppen. Chinesische Hochzeitssuppen kochen auch heute noch teilweise tagelang. Schwer kranken Menschen gab man zu allen Zeiten Kraftbrühen. In unseren Zeiten des Vitaminwahns hat man das fast vergessen. Selbst sehr schwerverdauliche Lebensmittel wie harte Bohnen oder grüne Paprika entfalten ihre heilende, wärmende und kräftigende Wirkung, wenn man sie nur lange genug kocht. Der Appetit auf frische Lebensmittel kommt dann von selbst, Sie werden den Salat auch gut verdauen können. Bei den Mahlzeiten zu großen Anlässen kommt die Suppe stets vor dem Salat. Essen Sie nie einseitig oder zu viel auf einmal.

Dünsten

Kurzes Andünsten macht ansonsten kühlende, schwerverdauliche Lebensmittel viel leichter verdaulich. Insbesondere Gemüse kann man dadurch von „kühlend" auf „wärmend" umstellen. Ein weiterer Vorteil ist, dass viele Vitamine erhalten bleiben.

Braten

Vor allem Fleisch und Fisch werden gerne gebraten. Dies „yangisiert" die Lebensmittel und macht sie leichter verdaulich. Vorsicht ist bei den Fetten geboten, die Sie verwenden. Zu viel Fett oder minderwertige Fette belasten den Körper und schwächen ihn auch. Da kann das Fleisch noch so „Yang" sein.

Einweichen / Keimen

Durch Ankeimen enfalten Saaten ihre ganze Kraft

So langsam versteht auch der Westen, welche Kraft in gekeimten Saaten steckt. Ein Keimling entfaltet seine ganze Kraft und gibt diese an uns ab. Wer stark friert, sollte nicht zu viele davon roh essen. Man kann sie andünsten oder in Butter anbraten, so dass sie noch Biss haben. Auch viele Nüsse kann man einweichen. Sie enthalten so mehr Vitalstoffe. Auch haben sie mehr aktive Ballaststoffe, die Ihrer Verdauung gut tun. Die Inhaltsstoffe von Saaten werden durch einweichen und keimen aktiviert. Es entstehen Vitamine, die vorher nicht in dieser Form vorhanden waren.

3.3 Trocknende und entgiftende Nahrung

Lebensmittel, die sich besonders für den Zustand „Zu viel Yin" eignen

Zuviel Yin (bei normalem Yang) = Yin Fülle

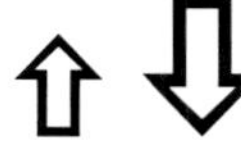

Gesundheit :

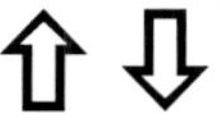

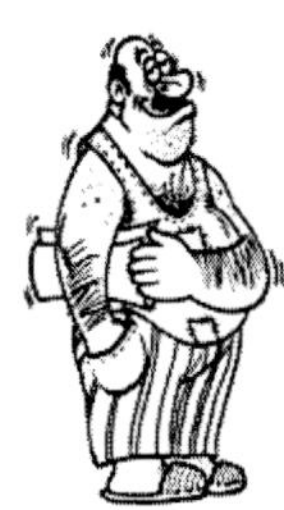

Unser Stoffwechsel steht in einer ständigen Wechselbewegung von Stoffen, die in den Körper und in die Zellen hineingehen und in anderer Form wieder herauskommen. Wenn mehr Stoffe und Flüssigkeiten hinein als heraus gelangen, entstehen Schwierigkeiten mit der Entwässerung und der Entgiftung. Es entsteht ein „Bilanzproblem". Man neigt dann zu Wassereinlagerungen und Übergewicht. Solche Menschen haben genügend Säfte, ja sogar zu viele Säfte. Diese sind aber nicht in Bewegung, sondern stauen sich und fließen zu langsam. Menschen, die zu Übergewicht neigen, haben selten Durst. Dann empfehlen die Mediziner, trotzdem viel zu trinken. Wenn sie aber Wasser trinken, so versackt dieses im Gewebe und geht erst sehr spät zur Niere. Das heißt, es dauert sehr lange, bis Menschen mit dieser Veranlagung getrunkenes Wasser wieder ausscheiden.

Hier helfen Lebensmittel, die die Entgiftung unterstützen und Stoffe aus der Zelle heraus befördern. Dann entsteht von selbst ein gesunder Durst. Wichtig sind Faserstoffe und andere Ballaststoffe, die Wasser und Abfallprodukte schon im Darm binden. So entsteht mehr Stuhlgang, was zu einer deutlichen Entlastung und einer stark verbesserten Entgiftung führt. Diese Ballaststoffe sind in Vollwertprodukten und besonders in den Randschichten des Getreides zu finden. Der zweite Weg geht über die vermehrte Urinausscheidung. Bestimmte Lebensmittel wirken harntreibend und regen so die Ausleitung an. Darüber hinaus gibt es Inhaltsstoffe, die allgemein entgiftend wirken. Diese regen die Leber in ihrer Tätigkeit an und wirken direkt entgiftend und stabilisierend auf das Bindegewebe.

Getreide

Besonders die **Hirse** wirkt entwässernd und stärkt das Bindegewebe. Da es auch noch viele Mineralien wie die Kieselerde enthält, gilt es zu Recht als natürliches Schönheitsmittel. Ansonsten ist es wichtig, auf Weißmehl oder polierten Reis zu verzichten, denn da fehlen die Ballaststoffe. Zu stark „veredelte" Lebensmittel machen dick und krank. Achten Sie also auf die Verwendung von Vollwertprodukten. Folgende Getreide/ Saatenarten wirken entgiftend:

Hirse, Mais, Amarant und Quinoa wirken eher entwässernd

Hirse, Mais(mehl), Maisnudeln, Polenta, Vollkornbrot, Vollkornnudeln, ballastreiches Knäckebrot, Quinoa, Amarant, Bulgur.

Dinkel, Weizen und **Vollreis** wirken eher neutral. Bei diesen Sorten hängt es sehr davon ab, was man dazu isst und wann man isst. Wenn Sie Gewicht reduzieren wollen, sollten Sie abends auf Getreidenudeln (auch Vollkornnudeln) verzichten. Besser sind **Maisnudeln**. Noch besser ist **Knäckebrot**, weil es trocken ist (siehe unten).

Gemüse

Obst und Gemüse kurbeln die Entgiftung an

Gemüse ist einerseits sehr saftig. Dadurch gelangen viele Säfte in die Zellen hinein. Dies regt die Verdauungsdrüsen an. Andererseits ziehen Gemüseprodukte auch wieder sehr viele Säfte aus den Zellen heraus. Es erfolgt sozusagen eine „Spülung" der Zellen. So gesehen gehört Gemüse zu den besten Mitteln, um die Entgiftung im Körper anzuregen. Nun gibt es Gemüsesorten, die hier besonders gut geeignet sind.
Hier die wichtigsten Beispiele:

Kartoffeln, Spargel, Paprika, Zucchini, Spinat, Pilze, Kohlsorten, Sauerkraut, Salate, Zwiebeln, Lauch, Rettich, Sellerie.

Obst / Früchte / Beeren

Hier gelten ähnliche Grundregeln wie für das Gemüse. Sie enthalten meist noch mehr Flüssigkeit. Auch hier gibt es Sorten, die unsere Entgiftung stark unterstützen: Gut sind generell alle Beeren und Früchte, **Ananas, Äpfel, Birnen, Grapefruit, Holunderbeeren, Johannisbeeren, Kiwis, Orangen.**

Hülsenfrüchte

Hülsenfrüchte und Produkte aus solchen sind nicht nur hervorragende Energie- und Eiweißlieferanten. Sie wirken auch entwässernd und regen die Entgiftung an. Deshalb sind sie besonders wichtig in dieser Gruppe. Wegen des hohen Eiweissgehaltes verringern sie den Hunger auf tierische Produkte. Außerdem enthalten Hülsenfrüchte jede Menge Ballaststoffe, die die Verdauung ankurbeln. Bis vor wenigen Jahrzehnten gehörten Hülsenfrüchte zu unseren wichtigsten Grundnahrungsmitteln. Damals gab es „Wohlstandskrankheiten" nur in sehr geringem Ausmaß. Die wichtigsten Hülsenfrüchte sind:

Hülsenfrüchte liefern Eiweisse und wirken dennoch entgiftend

Sämtliche Bohnensorten, Erbsen, Kichererbsen, Linsen, Sojaprodukte wie Tofu.

Ölsaaten / Nüsse

Diese enthalten viele Kalorien. Gleichzeitig enthalten Sie sehr viele hochwertige Fettsäuren, die wir für wichtige Stoffwechselprozesse benötigen, auch für die Entgiftung. Hier zählt die Qualität, nicht die Quantität. Da man diese gut kauen muss, gehören Nüsse nicht zu den klassischen Dickmachern. Erst die Verbindung mit Zucker macht dick! In normalen Mengen verzehrt unterstützen diese insbesondere die Leber. Gut geeignet sind:

Oliven, Avocados, Haselnüsse, Kürbiskerne, Pistazien, Sesam, Sonnenblumenkerne.

Fette / Öle

Ähnlich wie bei Nüssen geht es bei den Fetten um eine möglichst hohe Konzentration von ungesättigten Fettsäuren. Stark bearbeitete und erhitze Fette machen dick und krank. Das wohl beste Fett ist das Olivenöl. Oliven oder **kaltgepresstes Olivenöl** gehören zu den gesündesten Lebensmitteln. Sehr gut geeignet sind auch **Avocados**, da sie viele ungesättigte Fettsäuren enthalten. Dies gilt auch für **Rapsöl, Sonnenblumenöl, Sojaöl.** Die **Butter** ist zu Unrecht als der „Hauptdickmacher" im Gespräch. Sicher wird man von Butter nicht dünn. Vor allem, wenn noch Zucker dazukommt. Butter enthält viele wertvolle Bestandteile und ist in geringen Mengen durchaus zu empfehlen. Fette sollten bei diesem Zustand nur mässig und am besten morgens verwendet werden. **Abends sollte man sie nur in geringen Mengen verwenden.**

Kaltgepresste Öle enthalten viele ungesättigte Fettsäuren

Tierische Produkte

Fleisch, Fisch, Milch und Eier sind klassische Aufbaumittel

Tierische Produkte sind Aufbaumittel, die sehr viele Stoffe in die Zellen ziehen und eine allgemein verschlackende Wirkung haben. Deshalb sollte man nur vorsichtig davon Gebrauch machen. Insbesondere das hohe Maß an Fleisch und Fleischprodukten gehört zu den Hauptursachen für Übergewicht. Und das beginnt bereits im Kindesalter. Aber auch hier gibt es Lebensmittel, welche sich deutlich besser eignen als Andere. Besonders gut geeignet sind milchsauer vergorene Milchprodukte, am besten mit wenig Fettanteil. Die Milchsäure regt den Stoffwechsel an, sie unterstützt die Entgiftung, pflegt die Darmflora und regt die Verdauung an. Besonders gut geeignet sind **Joghurt, Quark** und **Kefir**.

Käse

Käse ist ein konzentriertes Milchprodukt und damit ein starkes Aufbaumittel. Auch hier gibt es Unterschiede. Ziegen- und Schafskäse sind weniger „Dickmacher“ als Kuhkäsesorten. Hartkäse ist ein besonderes Konzentrat und ist (an dieser Stelle) deshalb auch überaus ungeeignet. Besser sind **leichte Frischkäsesorten**, am besten mit Gewürzen und mit wenig Salz.

Fleisch und Fisch gehören nicht zu den entgiftenden Lebensmitteln, sondern zu den Aufbaumitteln. Allgemein ist Fisch weniger „aufbauend“, was das Gewicht betrifft, als Fleisch. Gut geeignet ist **fettarmer Fisch**, und auch dieser nur in geringen Mengen. Natürlich ist mageres Fleisch auch besser geeignet als fettiges Fleisch. Besonders ungeeignet ist Schweinefleisch. Auch Eier sind klassische Aufbaumittel. Es kommt aber auch hier auf die Menge und auch auf die Tageszeit an.

Zubereitungsformen

Die Art der Zubereitung verändert die Eigenschaften von Lebensmitteln

Trocknen

Getrocknete Lebensmittel muss man besonders gut kauen. Das bringt sämtliche Drüsen in Gang. So sind trockene Lebensmittel besonders geeignet, die Säfte in Bewegung zu bringen. Besonders günstig ist Knäckebrot. Aber auch getrocknete Früchte oder Obst wie Ananas, Äpfel, Aprikosen und andere sind gut geeignet. Sie verringern auch den „süßen Zahn“, wodurch man den Zuckerkonsum deutlich einschränkt.

Einweichen

Insbesondere Hülsenfrüchte sollten immer eingeweicht werden. Am besten legen Sie die Saaten über Nacht in ausreichend Wasser ein und spülen diese dann morgens ordentlich mit frischem Wasser. Aber auch Nüsse und andere Saaten kann man einweichen. Sie enthalten dadurch mehr Flüssigkeit und aktivere Faserstoffe. Dies belebt den Darm und wirkt unterstützend auf die Entgiftung.

Rohkost

Insbesondere „knackige" Rohkost muss man gut kauen. Dies regt enorm unsere Verdauungsdrüsen an und ist ein wichtiger Bestandteil einer entgiftenden Kost. Bitte Vorsicht bei der Menge. Nicht übertreiben! Auch muss sich der Körper erst darauf einstellen, wenn Sie davon bisher zu wenig gegessen haben.

Knackige Rohkost stimmuliert ihre Verdauungsorgane

Kochen

Wenigsten einmal täglich sollte man warm essen. Zu viel Rohkost schwächt ihre Lebenskraft!

Zu stark verkochte Nahrung ist sehr leicht verdaulich. Diese verweichlicht die Drüsen und die Muskeln unseres Verdauungstraktes. Es empfiehlt sich, bei Suppen und „flüssiger Kost" Bestandteile hinzuzufügen, die man kauen muss. Es eignen sich grob gewürfelte Möhren oder Paprika, harte Brotwürfel oder ein paar Nüsse.

Warnhinweis

Wenn Sie Ihre Kost umstellen, stellt dies für Ihre Verdauungsorgane eine Herausforderung dar. Besonders faserhaltige Lebensmittel, wie etwa Hülsenfrüchte, können am Anfang Blähungen und sogar Bauchschmerzen auslösen. Seien Sie also geduldig und vorsichtig. Übertreiben Sie es nicht und unterschätzen Sie nicht die Kraft unserer Lebensmittel!

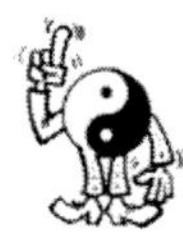

3.4 Befeuchtende und aufbauende Lebensmittel

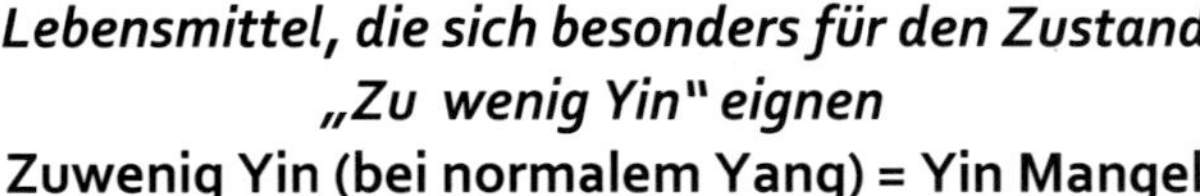
Lebensmittel, die sich besonders für den Zustand „Zu wenig Yin" eignen

Zuwenig Yin (bei normalem Yang) = Yin Mangel

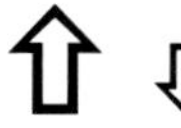

Gesundheit : 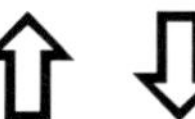

Wie man leicht beobachten kann, sind Menschen sehr verschieden. Manche neigen zu Übergewicht und Wassereinlagerungen. Andere dagegen neigen zu Trockenheit und neigen zumindest von Ihrer Veranlagung her zu einem geringen Körpergewicht. In diesem Kapitel geht es um den dünnen, trockenen Menschen. Die Ursache für diesen Zustand ist, dass zu wenige Flüssigkeiten in den Organismus gelangen, oder zu viele zu schnell wieder ausgeschieden werden. Wenn Menschen mit dieser Veranlagung Wasser trinken, so bringen sie dieses ziemlich schnell wieder zur Toilette. Das heißt, getrunkenes Wasser geht kaum in die Zellen, sondern wird schnell wieder ausgeschieden. Dies ist ein wesentlicher Unterschied zum Zustand „Zu viel Yin", wo es genau andersherum abläuft. Außerdem verbrennen dünne Menschen mehr Fett als andere, womit man diese Veranlagung erklären kann. Solche Menschen benötigen befeuchtende und aufbauende Lebensmittel. Es fehlen hier gesunde Körpersäfte. Man kann grundlegend drei Körpersäfte unterscheiden:

Bei diesem Zustand wird getrunkenes Wasser schnell wieder ausgeschieden

- **Blut, als der Saft der alles enthält und alles versorgt.**
- **„Flüssige Drüsensäfte", das sind leicht fließende Flüssigkeiten, die bestimmte Organfunktionen erfüllen, wie die der Verdauungssäfte.**
- **„Zähflüssige Säfte", wie der gesunde Schleim, der unsere Schleimhäute und die Haut befeuchtet und schützt.**

3.4.1 Saftige Lebensmittel

Saftige Lebensmittel nähren das Blut und bauen vor allem „flüssige Drüsensäfte" auf. Sie enthalten viel Wasser, Zucker und Mineralsalze, welche unsere Drüsen und allgemein alle Zellen mit Flüssigkeiten versorgen.

Zu dieser Gruppe gehören vor allem Obst und Gemüse. Sie enthalten sehr viele Zuckerstoffe, Salze und Faserstoffe, die die Flüssigkeiten binden. Diese Faserstoffe erhöhen das Darmvolumen und beleben auch die Darmtätigkeit. Gemüse und Obst reinigen so den Darm. Der Nachteil für Menschen mit einer trockenen und dünnen Schleimhaut ist, dass zu viel Obst und Gemüse die Schleimhaut zu stark reinigt, scheuert und dadurch verletzt. Man sollte also auf ein gesundes Maß achten. Wenn man rohes Gemüse und Obst schlecht verträgt, so kann man auf Säfte ausweichen. Auch ist gekochtes oder gedünstetes Obst und Gemüse viel leichter verdaulich. Im Anschluss werden zusätzlich Lebensmittel gezeigt, die die Schleimhaut stabilisieren.

Gemüse

Die meisten Gemüsesorten enthalten sehr viele Säfte. Diese Säfte nimmt der Körper auf und sie gelangen so in die Zellen. Je saftiger das Gemüse ist, desto befeuchtender ist die Wirkung. Gleichzeitig wirken viele saftige Lebensmittel auch entwässernd, der Spargel etwa. Das heißt, die Flüssigkeiten gelangen erst in die Zellen. Dort kommt es zu einem Umbau der Stoffe. Danach findet eine Entgiftung statt. Es werden viele Stoffe und viel Flüssigkeit wieder ausgeschieden. Die Zellen werden sozusagen „gespült". So kommt es, dass saftige Lebensmittel einerseits zum Befeuchten und Anregen der Verdauungsdrüsen benutzt werden, andererseits benutzt man diese auch zur Entgiftung. Bei den einzelnen Gemüsesorten gibt es deutliche Unterschiede. Einige ziehen mehr Flüssigkeiten hinein als andere und umgekehrt. Wichtig ist, dass rohe Gemüsesorten viel stärker entgiftend wirken und weniger befeuchtend sind. Gemüsesäfte und gekochtes Gemüse dagegen wirken stärker befeuchtend, was man hier benötigt. Für trockene Menschen besonders gut geeignete Gemüsesorten sind:

Obst- und Gemüsesäfte wirken befeuchtend

Tomaten und **Tomatenprodukte, Auberginen, Avocados, Gurken, Karotten(saft), Pilze, Brokkoli, rote Beete(saft), rote Paprika, Süßkartoffeln, Zwiebeln, Kürbisse, Melonen, Algen, Zucchini.** Hülsenfrüchte wirken entwässernd und sollten daher nur in kleinen Mengen gegessen werden. Wenn man diese aber keimt, so sind auch diese sehr saftig. Dies reduziert die trocknende Wirkung.

Obst

Es gelten hier die gleichen Grundsätze wie für das Gemüse. Je saftiger und süßer eine Obstsorte ist, desto stärker wird die befeuchtende Wirkung sein. Je reifer das Obst ist, desto leichter verdaulich ist es und umso leichter sind die Säfte für den Körper verwertbar. Obst und Obstsäfte eignen sich hervorragend, um einen Säftemangel auszugeichen. Besonders günstig sind: Allgemein saftiges, süßes Obst, **Weintrauben, Melonen, reife Bananen, Mangos, reife Äpfel** und **Birnen, Feigen, Kirschen, Pfirsiche, Pflaumen, Erdbeeren, Mandarinen, Heidelbeeren.**

Gemüsesäfte und Obstsäfte - Die Wirkweise im Vergleich zum Trinken von Wasser

Auch die Veranlagung bestimmt, welche Wirkung sich durch verschiedene Nahrungsmittel zeigt.

Trinkt ein Mensch mit der Veranlagung vom Typ „Zu viel Yin" Wasser, so versackt dieses im Gewebe und es dauert lange, bis es die Niere wieder ausscheidet. Trinkt Typ „Zu wenig Yin" Wasser, so scheidet er es schnell über die Niere wieder aus. Wenn Typ „Zu viel Yin" Gemüsesaft oder Obstsaft trinkt, so geht es wie auch beim Wasser erst ins Gewebe. Da Säfte aber viele entgiftende Substanzen enthalten, werden Säfte hier dazu führen, dass man schneller und mehr Urin ausscheidet. Trinkt Typ „Zu wenig Yin" Säfte, so ziehen die Zuckerstoffe und die Mineralien die Flüssigkeit in die Zellen hinein. Dies bewirkt, dass Säfte langsamer als Wasser über die Niere ausgeschieden werden. So werden Säfte beim Typ „Zu viel Yin" dazu führen, dass man mehr und schneller Flüssigkeiten verliert. Dagegen haben Säfte beim Typ „Zu wenig Yin" die Wirkung, dass Flüssigkeiten länger im Organismus bleiben. Die darin enthaltenen Mineralien und andere Bausteine stabilisieren das Yin. Es bestimmt also nicht nur das Lebensmittel, sondern auch die eigene Veranlagung, welche Wirkung sich durch die verschiedenen Nahrungsmittel zeigt.

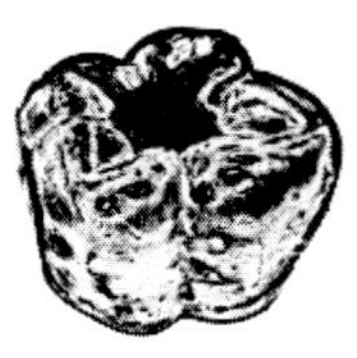

3.4.2 *Lebensmittel, die die Schleimhaut befeuchten und aufbauen*

Hier gibt es wieder verschiedene Untergruppen:

Pflanzliche Lebensmittel
Um die Schleimhaut zu schützen, gibt es einige pflanzliche Lebensmittel, die einen natürlichen Schutz für die Schleimhaut aufbauen und die Schleimdrüsen unterstützen. Hier einige wichtige Beispiele:
Reife Bananen, Hafer, Reis, Dinkel.
Man kann diese Lebensmittel auch sehr gut als Getränk verwenden (z.B. **Bananensaft, Reismilch, Hafermilch).**

Dünne Menschen verbrennen mehr Fett als andere Menschen

Ölsaaten / Fette
Wie am Anfang gesagt, verbrennen von der Veranlagung her dünne Menschen mehr Fett als andere. Deshalb ist es hier wichtig, viele und besonders hochwertige Fette zu verwenden. Die ungesättigten Fettsäuren bauen Gewebe auf, sie schützen Haut und Schleimhaut und helfen der Leber bei Entgiftungsprozessen. Damit unsere Verdauung gut funktioniert, benötigen wir eine ganze Menge an Ballaststoffen.

Ein Mensch mit Wassereinlagerungen („Zuviel Yin") benötigt Ballaststoffe, welche die Flüssigkeiten aus dem Gewebe ziehen, z.B. Kleie. Diese sind nicht geeignet bei Menschen mit „Zu wenig Yin" Solche Ballaststoffe würden die trockene, dünne Schleimhaut solcher Menschen noch mehr austrocknen. Was hier benötigt wird, sind befeuchtende, die Schleimhaut schützende Ballaststoffe. Die besten Inhaltsstoffe befinden sich in den Ölsaaten. Deshalb gehören die Ölsaaten neben den saftigen Lebensmitteln zur zweiten, sehr bedeutenden Lebensmittelgruppe für dünne, trockene Menschen. Besonders günstig sind: **Avocados, Oliven, Kokosnüsse, Kokosmilch, Mandeln, Pistazien, Sojaöl, Sonnenblumenkerne, Walnüsse.** Günstig sind auch alle **Öle** dieser Nahrungsmittel, besonders **Olivenöl**.

Hochwertige Fette sind hier besonders wichtig

Tierische Lebensmittel

Tierische Produkte sind klassische Aufbaumittel

Diese sind schleimend und aufbauend, auch für das Gewicht. Sie haben fast alle den Nachteil, dass sie den Organismus verschlacken. Natürlich hängt dies sehr von der Menge ab, die man isst. Es gibt aber auch Ausnahmen, die gerade für diesen Zustand sehr gut geeignet sind. Milchsauer vergorene Milchprodukte, also **Joghurt, Kefir, Quark, saure Sahne** usw., bauen die Schleimhäute auf und befeuchten den Organismus. Die Milchsäure regt die Entgiftung an. Sie fördert die gesunde Darmflora und unterstützt die Verdauung.

Käse

Käse allgemein ist ein starkes Aufbaumittel und deshalb für diesen Zustand (in kleineren Mengen) gut geeignet. Man sollte auch hier das Prinzip verwenden: Saftig soll es sein. Also sind saftige Frischkäsesorten besser als trockene Hartkäsesorten. **Frischkäse** ist saftiger und leichter verdaulich als Hartkäse.

Fleisch

Schweinefleisch baut sehr stark das Yin auf

Fleisch gehört zu den am stärksten aufbauenden Lebensmitteln. Es verschlackt aber auch unseren Organismus. Geringe Mengen, am besten mit etwas Fett, sind gut geeignet um zu befeuchten und aufzubauen. Am stärksten aufbauend ist Schweinefleisch. Danach kommen andere Säugetiere wie Rinder oder Schafe. Geflügel ist leichter verdaulich und nicht so stark verschleimend.

Fisch

Fisch hat den Vorteil, dass er aufbaut und befeuchtet, aber nicht so stark einlagert. Das heißt, vom Fisch wird man nicht so schnell zunehmen und verschlacken. Fisch eignet sich gut, um unsere Schleimhaut aufzubauen und den Organismus zu stabilisieren. In geringen Mengen eignen sich fetthaltige Sorten wie **Forellen** oder **Aal**. Günstige Sorten sind: **Kabeljau, Pangasius, Scholle, Thunfisch, Lachs.**

Eier und Eiergerichte bauen Yin und Yang gleichzeitig auf. Sie stabilisieren die Lebenskraft und tonisieren sehr stak die Körpersäfte.

Zubereitungsformen:

Trockene Menschen können Flüssigkeiten schlechter festhalten als andere. Deshalb macht es Sinn, mehr zu trinken. Wenn man Wasser trinkt, wird man über den Urin mehr Mineralien ausscheiden als man mit dem Wasser getrunken hat. Bei diesem Zustand fehlen Mineralstoffe, deshalb sollte man statt Wasser besser verdünnte Säfte trinken.

Säfte

Wie der Name schon sagt, sind dies saftige Konzentrate. Ein Glas Apfelsaft enthält einige Äpfel. Deshalb sollte man Säfte besser verdünnen, damit die Schleimhaut nicht überfordert ist. Säfte sind günstig, um zu befeuchten. Folgende Säfte sind empfehlenswert: **Tomatensaft, Apfelsaft, Mangosaft, Birnensaft, Traubensaft, Karottensaft, Rote Beetesaft.**

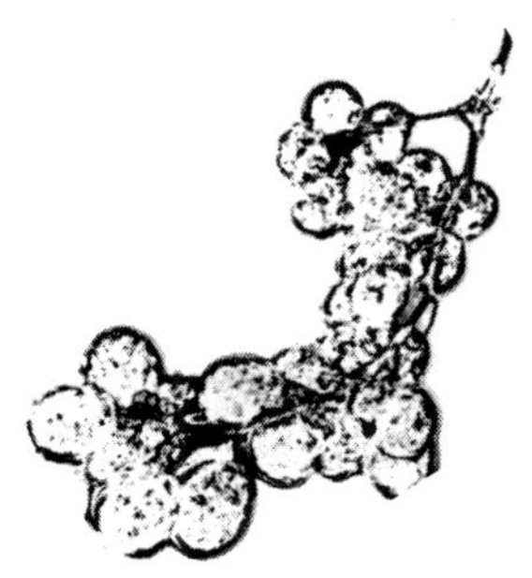

Kochen

Dünsten und Kochen von Lebensmitteln erleichtert die Aufnahme von Säften und schont die Schleimhäute. Die enthaltenen Säfte sind leichter zugänglich und werden schneller aufgenommen.

Einweichen

Einge-weichte Saaten geben Saft und Kraft

Nach und nach versteht auch der Westen, welche Kraft in gekeimten Saaten steckt. Ein Keimling entfaltet seine ganze Kraft und gibt diese dann an uns ab. Durch das Keimen sind die Faserstoffe voll mit Flüssigkeit, welche der Körper aufnimmt. Außerdem erhöhen sie das Darmvolumen und unterstützen so die Verdauung. Wer stark friert, sollte nicht zu viel davon roh essen. Man kann sie kurz andünsten oder in Butter anbraten, so dass sie noch Biss haben. Auch viele Ölsaaten wie Mandeln, Nüsse usw. kann man einweichen. Diese enthalten dann mehr Vitalstoffe. Die Saaten entwickeln Vitamine und sind leichter verdaulich. Die Faserstoffe saugen sich voll, wodurch sie mehr aktive Ballaststoffe enthalten, welche wiederum Ihrer Verdauung gut tun werden. Inzwischen gibt es sehr viel Literatur zu diesem Thema und es lohnt, sich damit zu beschäftigen.

Trocknen

Trockene Nahrung enthält kaum Flüssigkeit und entzieht daher dem Körper Säfte. Man sollte daher nicht zu viele davon essen. Der Vorteil von Knäckebrot, Trockenobst und Co. ist aber, dass man die Verdauungsdrüsen trainiert. Deshalb sollten auch trockene Menschen einen gewissen Teil in ihren Nahrungsplan einbauen. Wer zu wenig kaut, wird noch trockener werden.

3.5 Die kombinierte Wirkweise von Lebensmitteln

Wenn man „wissenschaftliche" Deutungen über die Wirkweise von Lebensmitteln liest, so geht es überwiegend um Inhaltsstoffe. Man geht davon aus, dass der Gehalt an Mineralien, Spurenelementen, Vitaminen, Enzymen oder anderen Inhaltsstoffen die Wirkung vorgibt. Dabei sind noch lange nicht alle Inhaltsstoffe bekannt. Auch über die Wechselwirkung dieser Inhaltsstoffe weiß man noch viel zu wenig. Es macht also Sinn, auch den alten Meistern zuzuhören, wie man die Wirkung von Lebensmitteln bestimmt.

In der alten persischen Ernährungsmedizin benutzt man vor allem vier Prinzipien:

kühlen und trocknen
kühlen und befeuchten

wärmen und trocknen
wärmen und befeuchten

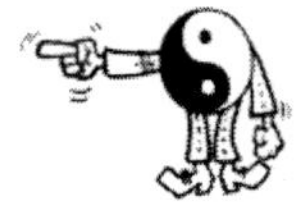

Auch in unseren alten Heilpflanzenbüchern findet man diese Beschreibung der Wirkung unserer Heilpflanzen. Diese Prinzipien entsprechen der Kombination der im vorangegangenen Kapitel besprochenen Wirkweisen.

Es gibt Lebensmittel, die den Stoffwechsel absenken und gleichzeitig entgiftend wirken.

Es gibt Lebensmittel, die den Stoffwechsel absenken und gleichzeitig befeuchtend wirken.

Es gibt Lebensmittel, die wärmen und kräftigen und gleichzeitig entgiften.

Es gibt Lebensmittel, die wärmen und kräftigen und gleichzeitig befeuchten.

3.5.1 *Lebensmittel, die absenken und kühlen, entwässern und entgiften*

Lebensmittel für „Zuviel Yang und Zuviel Yin"

(Lebensmittel, die sich besonders für den Zustand V eignen)

Diese Lebensmittel eignen sich besonders für Menschen, die einen zu hohen Stoffwechsel haben und gleichzeitig zu Übergewicht und Wassereinlagerungen neigen.

Alle eher schwerverdaulichen Lebensmittel haben die Tendenz, den Stoffwechsel zu bremsen. Besonders die Geschmäcker Bitter und Sauer senken ab und regen auch die Entgiftung an. Es gelten folgende Grundregeln: Je saurer und bitterer ein Lebensmittel ist, desto absenkender und kühlender ist die Wirkung.

Rohkost ist stets deutlich kühler in seiner Wirkung als gekochte Nahrung.

Getreide / Körner

Die meisten Getreidesorten zählen zu den „Powermitteln". Allerdings gibt es eher schwer verdauliche Getreidesorten wie die Gerste oder den Roggen. Je mehr Ballaststoffe ein Getreide enthält, desto schwerer ist es verdaulich und desto stärker ist die entgiftende Wirkung. Buchweizen ist relativ bitter und hat daher auch eine entgiftende Wirkung. Vollkorn stabilisiert wegen seinem hohen Anteil an langsam verdaulicher Stärke den Blutzucker. Wegen der Ballaststoffe wirkt es auch entgiftend. Ein Mensch der stark friert, würde mit Vollkornbrot als Grundnahrungsmittel bestimmt nicht warm werden.

Gemüse

Gemüse wirkt um so mehr entgiftend, je sauerer und bitterer es ist. Besonders kühlend und entgiftend ist etwa rohes Sauerkraut. Rohes Gemüse ist in der Regel kühlend und entgiftend. Gekochtes Gemüse ist sehr leicht verdaulich und dadurch nicht mehr kühlend. Bei gekochtem Gemüse sind bittere Sorten wie Chicoree oder grüne Paprika noch am ehesten geeignet, um abzusenken und zu entgiften. Für Pellkartoffeln braucht der Körper viele Verdauungssäfte und einige Zeit, bis diese verdaut sind. Dadurch beugen diese einer schnellen Unterzuckerung vor und wirken entgiftend und entwässernd. Günstig sind hier also: Rohes Gemüse, grüne Paprika, Sauerkraut, Kohl, Chicoree, Eisbergsalat, Gurken, grüner Salat.

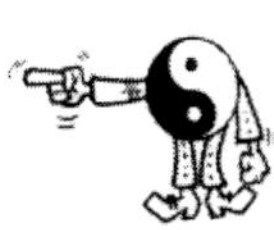

Hülsenfrüchte

Gekochte Hülsenfrüchte wirken eher kräftigend und wärmend. Sie wirken dabei aber entwässernd. Gekeimte Linsen oder Erbsen, roh verzehrt, wirken kühlend und entgiftend.

Obst / Früchte

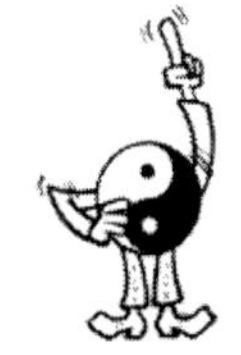

Für Obst gelten ähnliche Grundsätze wie für Gemüse. Je unreifer, saurer und bitterer eine Obstsorte ist, desto stärker ist ihre absenkende und entgiftende Wirkung. Gekochtes Obst wirkt zwar noch entgiftend. Weil es aber sehr leicht verdaulich ist, wirkt es nur noch dann absenkend, wenn es immer noch bitter oder sauer schmeckt. Hier passend sind:

Zitronen, Grapefruit, saure Orangen, Ananas, grüne Äpfel und Birnen, Erdbeeren, Wassermelonen, Johannisbeeren, Kiwis, Rhabarber.

Ölsaaten / Fette

Öle und Fette wirken stark Yin aufbauend und befeuchtend. Die meisten dieser Lebensmittel wirken auch wärmend. Hochwertige Fette wirken stets auch entgiftend. Hier passend sind vor allem die Oliven. Diese sind eher kühlend und haben neben der befeuchtenden Wirkung auch eine stark entgiftende Wirkung.

Tierische Produkte

Tierische Produkte bauen Yin und Yang auf. Sie sind deshalb hier eher ungünstig. Lediglich milchsaure Produkte haben eine leicht kühlende und etwas entgiftende Wirkung. Beispiele sind Joghurt, Kefir, Quark.

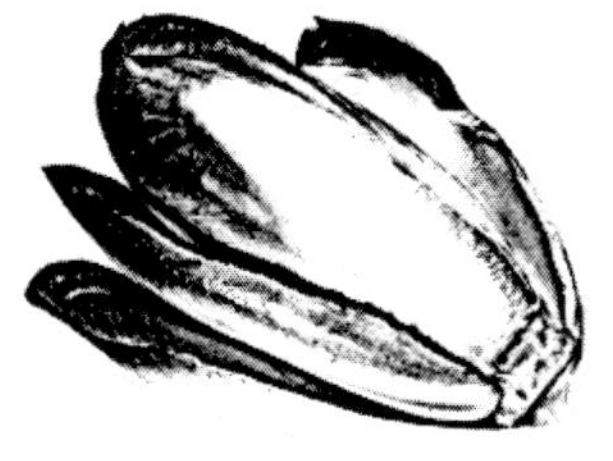

3.5.2 *Lebensmittel, die kräftigen und wärmen, stabilisieren und befeuchten*

Lebensmittel für „Zuwenig Yang und Zuwenig Yin"

(Lebensmittel, die sich besonders für den Zustand VI eignen)

Diese Lebensmittel eignen sich besonders für Menschen, die geschwächt sind, frieren und dabei zu wenige Körpersäfte besitzen.
Alle leichtverdaulichen Lebensmittel haben eine eher wärmende und aufbauende Wirkung. Besonders gekochte Lebensmittel wirken wärmend und häufig auch befeuchtend. Hier kombiniert man am besten die Geschmäcker „Scharf und Süß" miteinander. Scharf ist stark wärmend und bewegend. Der süße Geschmack wirkt wärmend und dabei befeuchtend. Besonders gekochte tierische Produkte bauen Yin und Yang gleichzeitig auf.

Getreide

Es eignen sich hier besonders Hafer, Reis, und Dinkel als klassische Aufbaumittel. Besonders der Hafer ist das Mittel der Wahl, um ausgezehrte und geschwächte Menschen langsam wieder aufzubauen.

Gemüse

Gekochtes Gemüse ist leicht verdaulich und deshalb auch wärmend und kräftigend. Der hohe Anteil an Säften im Gemüse fördert die Produktion von Verdauungssäften. Da Gemüse aber auch viele Mineralien und Enzyme enthält, die die Entgiftung ankurbeln, wirkt Gemüse nicht verschlackend wie etwa Fleisch. Gekochtes Gemüse wirkt also kräftigend, Säfte aufbauend und dabei dennoch entgiftend. Wenn man Gemüse scharf würzt, unterstützt man die wärmende Wirkung. Gibt man hochwertige Fette wie etwa Butter hinzu, unterstützt man die befeuchtende Wirkung.

Folgende Gemüsesorten sind hier (gekocht) besonders geeignet: Zwiebel, Lauch, Schnittlauch, Fenchel, Möhren, Rotkohl, Tomatenprodukte, Auberginen, Süßkartoffel.

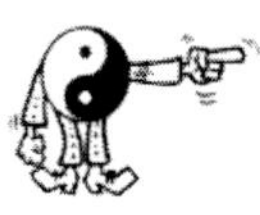

Hülsenfrüchte

Hülsenfrüchte geben Kraft, wirken aber entwässernd. Ihre trocknende Wirkung kann man mit hochwertigen Fetten wie etwa Butter ausgleichen.

Obst

Obst wirkt eher kühlend und Säfte aufbauend. Je reifer eine Obstsorte ist, desto weniger wird sie kühlend wirken. Eine reife Banane etwa ist nicht mehr kühlend. Gekochtes Obst oder Kompotte wirken eher wärmend, besonders wenn man sie warm isst und scharf würzt. Gibt man scharfe Gewürze wie Zimt oder Ingwer hinzu, verstärkt man die wärmende Wirkung. Honig unterstützt die befeuchtende Wirkung. Besonders die „fleischigen" Obstsorten haben eine aufbauende und nährende Wirkung. Es eignen sich besonders: Kirschen, Pfirsiche, reife Birnen, Honigmelonen, Feigen, Pflaumen, reife Bananen.

Ölsaaten / Fette

Öle und Fette wirken stark Yin aufbauend und befeuchtend. Die meisten dieser Lebensmittel wirken auch wärmend, besonders wenn man diese anröstet. Besonders eignen sich Butter, Walnüsse, Haselnüsse, Kokosnüsse, Mandeln.

Tierische Produkte

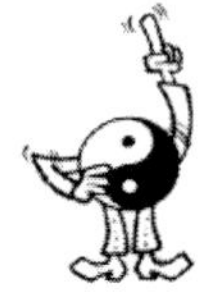

Fast alle tierischen Produkte bauen Yin und Yang auf, wenn man diese kocht. Wenn man tierische Produkte anbrät, sollte man hochwertige Fette benutzen und nicht zu heiß anbraten. Ansonsten können die Fette degenerieren, was die Lebensmittel schwer verdaulich macht und sogar vergiftend wirken kann. Besonders starke Aufbaumittel sind: Eier, Schwein, Gans, Ente, fettige Fische wie Karpfen, Forelle, Lachs.

3.5.3 *Lebensmittel, die absenken und kühlen, aufbauen und befeuchten*

Lebensmittel für „Zuviel Yang und Zuwenig Yin"

(Lebensmittel, die sich besonders für den Zustand VII eignen)

Diese Lebensmittel eignen sich besonders für Menschen, die einen zu hohen Stoffwechsel haben, deshalb eher schwitzen und dabei zu wenige Körpersäfte besitzen.

Es gibt nicht viele Lebensmittelgruppen, die gleichzeitig kühlen und befeuchten. Wichtig sind hier saftige Obst- und Gemüsesorten. Die bitteren Sorten wie etwa grüne Paprika, kühlen zwar. Sie wirken aber auch entwässernd und entgiftend. Gekochtes Obst und Gemüse ist oft schon zu leicht verdaulich, um das Yang abzusenken. Es eignet sich saftige, süße und auch leicht saure Rohkost. Es eignen sich Vollkornprodukte, die nicht zu viele Verdauungssäfte verbrauchen (z.B. Reis oder Weizen). Gut geeignet sind auch bestimmte Ölsaaten wie Oliven.

Getreide

Besonders eignen sich Vollkornprodukte, die wenige Verdauungssäfte verbrauchen. Es eignen sich vor allem Vollreisgerichte. Auch Weizen ist gut geeignet.

Gemüse

Hier ist besonders saftiges Gemüse geeignet. Man kann es kurz andünsten, dann verliert es nicht die absenkende Wirkung. Auch Gemüsesäfte sind sehr gut geeignet. Ein kleiner Schuss Zitronensaft bewirkt eine leicht absenkende Wirkung. Sinnvoll ist auch die Beigabe von hochwertigen Fetten wie etwa Olivenöl, da diese das Yin stabilisieren. Rohkost ist in geringen Mengen hervorragend, da es das Yang absenkt. Zu viel Rohkost erschöpft aber leicht die ohnehin fehlenden Verdauungssäfte. Ein Tomatensalat ist also besser geeignet als ein großer Eisbergsalat.

Hülsenfrüchte

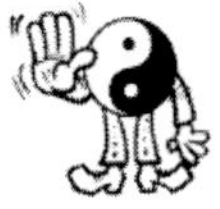

Hülsenfrüchte sind wenig geeignet, da sie eher wärmen und trocknen. Man kann versuchen, Bohnen usw. in Öl und / oder Essig einzulegen, dann kann man diese Wirkweise ausgleichen.

Obst / Früchte

Die meisten Obstsorten wirken kühlend und befeuchtend. Je saftiger das Obst ist, desto besser passt es in dieses Schema. Zu sauer sollte das Obst nicht sein, da es sonst die empfindliche Schleimhaut angreift. Sehr gut geeignet sind Bananen, solange sie nicht zu grün oder zu reif sind. Bananen liefern langsam verdauliche Stärke und saftige Ballaststoffe gleichzeitig. Gekochtes Obst ist sehr leicht verdaulich. Man kann hier saure Obstsorten wählen oder etwas Zitrone hinzufügen, um das Yang abzusenken. Gut geeignet sind:
Bananen, Kirschen, Erdbeeren, Johannisbeeren, Mandarinen, Orangen, Himbeeren, Weintrauben.

Ölsaaten / Fette

Fette und Öle sind meist langsam verdaulich und stark befeuchtend und Yin aufbauend. Eher kühlende Ölsaaten sind besonders Oliven und Olivenöl. Wenn man Ölsaaten wie etwa Mandeln oder Sonnenblumenkerne einweicht, verstärkt man den befeuchtenden Effekt. Ölsaaten wirken allgemein beruhigend und ausgleichend. Sie sind nicht umsonst die Grundlage von „Studentenfutter".

Tierische Produkte

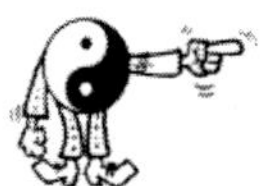

Die meisten tierischen Produkte sind wärmend und kräftigend. Alle Produkte wirken befeuchtend und schleimend. Besonders dunkle, fettige Fleischsorten und eher fettige Fischsorten sind schwerer verdaulich. Zu den wenigen eher kühlenden Mitteln gehören besonders die milchsauer vergorenen Milchprodukte wie Joghurt, Kefir oder Quark.

3.5.4 *Lebensmittel, die kräftigen und wärmen, entgiften und entwässern*

Lebensmittel für „Zuwenig Yang und Zuviel Yin"

(Lebensmittel, die sich besonders für Zustand VIII eignen)

Diese Lebensmittel eignen sich besonders für Menschen, die geschwächt sind, frieren und dabei zu Wassereinlagerungen und Übergewicht neigen.
Alle leichtverdaulichen Lebensmittel haben eine eher wärmende und aufbauende Wirkung. Besonders gekochte Lebensmittel wirken wärmend. Entgiftend wirkt vor allem Gemüse und Obst. Auch leichtverdauliche, trockene Nahrung wie Knäckebrot wirkt kräftigend und entgiftend. Scharfe Gewürze wirken nicht nur wärmend sondern auch entgiftend.

Getreide / Saaten

Besonders die Hirse ist leicht verdaulich und wirkt kräftigend. Dabei ist sie entgiftend und leitet überschüssiges Wasser aus dem Körper. Auch die südamerikanischen „Getreide"sorten Quinoa und Amarant haben ebenfalls eine wärmende und dabei leicht entgiftende Wirkung. Grünkern und Buchweizen sind leicht bitter und deshalb auch entgiftend. Besonders getrocknete, aber leicht verdauliche Brote wie Knäckebrot haben eine kräftigende und gleichzeitig entgiftende Wirkung.

Hülsenfrüchte

Hülsenfrüchte geben Kraft und wirken gleichzeitig entwässernd. Deshalb sind sie hier besonders hervorzuheben. Wichtig ist nur, dass man sie vorher einweicht und lange genug kocht. Eine Ausnahme ist die Sojabohne. Besonders Tofuprodukte sind oft eher kühlend und nicht sehr leicht verdaulich. Gut eignen sich:
Bohnen, Erbsen, Linsen, Kichererbsen.

Gemüse

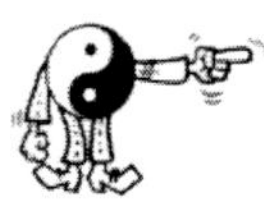

Gekochtes Gemüse ist leicht verdaulich und deshalb auch wärmend und kräftigend. Der hohe Anteil an Säften im Gemüse fördert die Produktion von Verdauungssäften. Da Gemüse aber auch viele Mineralien und Enzyme enthält, die die Entgiftung ankurbeln, wirkt Gemüse nicht verschlackend wie etwa Fleisch. Gekochtes Gemüse wirkt also kräftigend, Säfte aufbauend und dabei dennoch entgiftend. Folgende Gemüsesorten wirken stark entgiftend und entwässernd:
Kartoffeln, Spargel, Spinat, Sellerie, Fenchel, Zwiebeln, gekochter Kohl / Kohlrabi.

Obst

Rohes Obst ist nur in einem sehr reifen und süßen Zustand nicht mehr kühlend, sondern energetisch neutral. Entgiftend wirkt es aber auch, wenn es sehr reif ist. Gekochtes Obst ist sehr leicht verdaulich und nicht mehr kühlend. Isst man es warm, wird es das Yang unerstützen. Es befeuchtet den Körper. Trotzdem haben Kompotte und gekochtes Obst eine stark entgiftende Wirkung. Auch Obstsäfte haben eine leichtverdauliche, entgiftende Wirkung. Hier passend sind:
Äpfel, Birnen, reife Aprikosen, Holunder, Pflaumen, Traubensaft.

Ölsaaten / Fette

Fette sind klassische Aufbaumittel. Sie sind meist energetisch warm, besonders wenn man sie anröstet. Trotz ihrer befeuchtenden Wirkung haben besonders leicht bittere Ölsaaten eine die Entgiftung unterstützende Wirkung:
Sesam, Walnüsse, Cashewkerne, Sojaöl.

Tierische Produkte

Fast alle tierischen Produkte bauen Yin und Yang gleichzeitig auf, besonders, wenn man diese kocht. Wichtig ist hier die Tageszeit. Morgens und mittags werden Kraftbrühen nicht dick machen. Abends dagegen können sie die Entgiftung stören. Helles Geflügel und besonders heller Fisch wirken deutlich weniger verschleimend als andere Sorten. Lediglich milchsaure Produkte wie Joghurt und Kefir regen über ihren Gehalt an Milchsäure die Entgiftung an. Da diese aber eher eine kühlende Wirkung haben, sollte man sie warm essen.

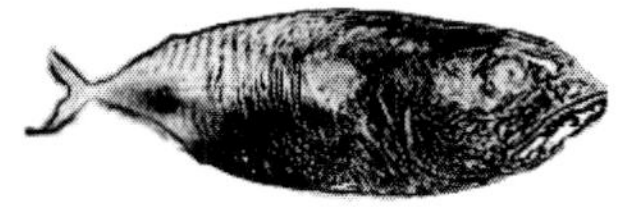

3.5.5 *Abschliessende Ratschläge, wie man die Wirkung beeinflussen kann*

... Um die absenkende Wirkung zu verstärken

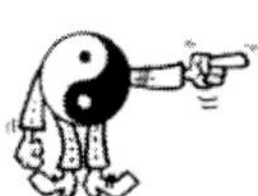

Will man eine absenkende und kühlende Wirkung verstärken, empfehlen sich folgende Vorgehensweisen:

Bittere und saure Gewürze

Man kann z.B. leichtverdaulichen Nachspeisen mit Zitronensaft oder Grapefruitsaft eine absenkende Wirkung geben.

Kalt essen

Eine kräftigende Suppe wird nicht mehr so stark wärmend, wenn man diese abkühlen lässt. Bitte essen Sie nicht zu viel direkt aus dem Kühlschrank!

Schwerverdauliches hinzufügen

Belegt man ein leichtverdauliches Brötchen mit fettigem, rohen Schinken, so wird dies deutlich langsamer verdaut. Auch Nüsse (Erdnüsse) verzögern die Aufnahme in den Körper. Eine Schnitte Vollkornbrot als Beilage bremst die Blutzuckerkurve.

... Um die kräftigende und wärmende Wirkung zu verstärken

Es eignen sich besonders süße und scharfe Gewürze. Etwas Honig und Zimt machen Gerichte deutlich wärmer und leichter verdaulich. Kochen, Dünsten, Anrösten und andere Methoden der „Erwärmung" machen jede Mahlzeit leichter verdaulich.

Kleine Mengen und langsam essen ermöglicht den Verdauungsorganen auch mit schwerverdaulichen Lebensmitteln fertig zu werden.

... Um die entgiftende und entwässernde Wirkung zu verstärken

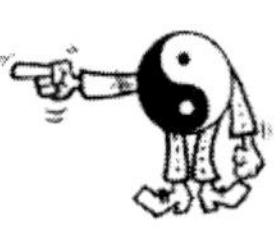

Hier eignen sich vor allem bittere und scharfe Gewürze, da beide Geschmäcker die Entgiftung anregen. Aber hier ist auch Vorsicht geboten: Verwendet man zu viel davon, kann dies sehr den Appetit anregen!

Trockene Lebensmittel regen sehr die Verdauungsorgane und damit auch die Entgiftung an. Essen Sie zu Ihren Mahlzeiten einige Stücke Knäckebrot!

Allgemein ist es wichtig, viel zu kauen. Geben Sie in Ihre Suppe Karottenwürfel, Croutons usw. und sie werden die Suppe essen und nicht trinken.

...Um die befeuchtende Wirkung zu verstärken

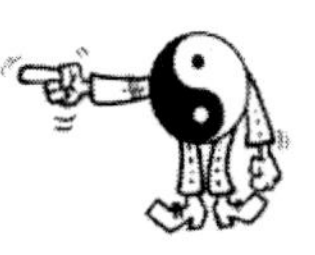

Hier eignen sich süße und leicht saure Zutaten. Der Geschmack „Sauer" zieht zusammen und lenkt die Energien nach innen. Geben Sie zum entwässernden Apfelkompott etwas Honig und einen kleinen Schuss Zitronensaft.

Um die trocknende Wirkung von Lebensmitteln wie Hirse oder Hülsenfrüchten auszugleichen, kann man leichtverdauliche Fette hinzugeben. Butter, Olivenöl oder andere Ölsaaten eignen sich hier besonders.

Trinken Sie zum Essen ausreichend! Besser als Wasser eignen sich verdünnte Säfte, um die Saftproduktion anzukurbeln.

Kapitel 4 *Verstopfung und Durchfall*

Wie wichtig eine gesunde Verdauung ist, ist heute nicht mehr umstritten. Umso erstaunlicher ist es, wie wenig Therapeuten ihre Patienten danach befragen.

Zunächst sollten wir klären, wann man von einer Verstopfung und wann man von Durchfall spricht. Aus meiner therapeutischen Erfahrung kann ich sagen, dass ein- bis zweimal täglich Stuhlgang optimal ist. Wenn jemand nur alle zwei Tage zur Toilette geht, so führt das langfristig zu einer schleichenden Verschlackung und Vergiftung. Durchfall zeigt sich durch eine zu häufige Darmentleerung aber auch durch sehr weiche, ja flüssige Stühle. Auch unverdaute Nahrungsreste im Stuhl gehören in die Kategorie „Durchfall".

4.1 *Ursachenklärung*

Bevor man mit einer Ernährungsberatung nach Yin und Yang beginnt, muss man die Ursachen abklären. Es gibt wichtige Kriterien, die Durchfall oder Verstopfung auslösen können.

Organische Krankheiten

Die Korrektur der Verdauung gehört zu den wichtigsten Themen

Zu allererst ist es absolut notwendig, organische Ursachen auszuschließen. Diese gehören selbstverständlich in die Hände medizinischer Therapeuten. Selbstverständlich sollte man vor einer Ernährungsberatung abklären, ob solche Erkrankungen vorliegen. Wenn eine organische Erkrankung vorliegt, ist eine Ernährungsberatung begleitend sehr sinnvoll.

Bewegungsmangel / einseitige körperliche Belastung

Ohne Bewegung werden die Verdauungsorgane nicht ausreichend arbeiten und langfristig zu Verstopfung oder zu Durchfall führen. Auch alle einseitigen oder übertriebenen Anstrengungen führen langfristig zu Verdauungsbeschwerden.

Nervliche Ursachen, psychische Krankheiten

Psychische Krankheiten, seelischer Stress, eine zu große nervliche Anspannung und dauerhaftes Fehlen von Entspannung kann sowohl Durchfall als auch Verstopfung auslösen. Eine Ernährungsberatung ist dann begleitend sehr sinnvoll. Natürlich gehören psychische Krankheiten ebenfalls in die Hände von Fachleuten.

Medikamente, Alkohol und andere Drogen

Auch für diese gilt das gleiche, wie für organische und psychische Krankheiten. Eine Ernährungsberatung kann solche Probleme nicht ursächlich lösen! Begleitend kann eine Ernährungsberatung aber Struktur und Stabilität mit aufbauen helfen.

Eine gekippte Darmflora

Unsere schlechten Gewohnheiten und die degenerierte Industrienahrung begünstigen sehr das Auftreten von Fäulnisbakterien und Pilzen. Dann sind nicht die Verdauungsorgane die direkte Ursache, sondern der Darminhalt. Dieser gärt und fault, statt aufbereitet zu werden. Der Körper nimmt so statt gesunden Nährstoffen jede Menge belastender, ja giftiger Stoffe auf. So entsteht dann Durchfall, oder Verstopfung und Durchfall im Wechsel. In der TCM spricht man hier von einer „äußeren Krankheit". Die Ursache der Krankheit sind nicht kranke innere Organe sondern äußere Eindringlinge. Dies ist ein eigenes Thema (siehe Kapitel „Darmflora"). Wichtig für die Diagnose ist es, die Ursachen herauszufinden und dann entsprechend vorzugehen.

Eine Therapie kann nur erfolgreich sein, wenn man die Ursachen kennt

Die Ursachen nach den Regeln der TCM

Wie wir bereits mehrfach festgestellt haben, brauchen verschiedene Menschen verschiedene Lebensmittel. Jeder der beschriebenen Typen kann aufgrund seines Zustandes Verstopfung oder Durchfall bekommen. Hier einige Erklärungsmodelle aus der Sicht der TCM:

Durchfall, verursacht durch ein...

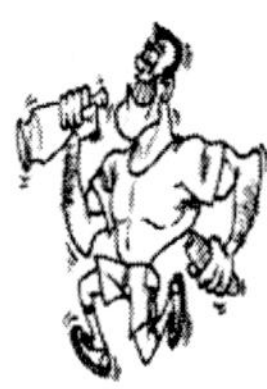

Zu viel an Yang

Menschen mit sehr hohem Stoffwechsel essen oft große Mengen und alles durcheinander. Das kann dann leicht zu Durchfall führen. Bei einer Hyperthyreose ist der sehr schnelle Stoffwechsel sogar die direkte Ursache für den Durchfall.

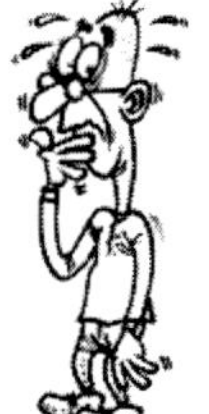

Zu wenig an Yang

Wenn die Verdauungskraft fehlt, fehlen auch die Verdauungsenzyme. Die Nahrung wird nicht richtig verdaut. Die Folge sind unverdaute Nahrungsreste im Stuhl und breiiger Durchfall.

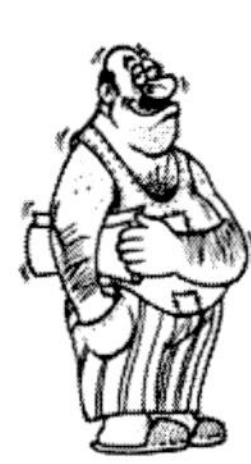

Zu viel an Yin

Bei dieser Veranlagung neigt man zu einem trägen Darm. Deswegen neigt man unter Umständen zu sehr hartnäckiger Verstopfung. Wenn der Nahrungsbrei dann aber über Tage im Darm bleibt, so fängt dieser an zu gären oder gar zu verfaulen. Die Darmflora kippt, Fäulnisbakterien und Pilze breiten sich aus. Dies kann dann zu schleimigen, entzündlichen und übel riechenden Durchfällen führen. Oft entsteht so auch ein Wechsel von Durchfall und Verstopfung.

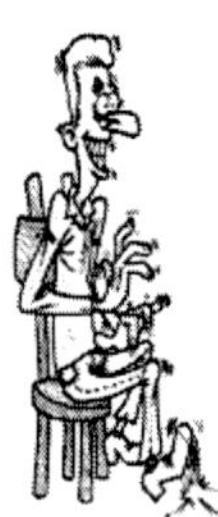

Zu wenig an Yin

Hier fehlen die Säfte, weswegen man zu einer Verstopfung mit hartem Stuhlgang neigt. Dann passiert genau das gleiche wie oben beschrieben. Die Darmflora kippt, weil Fäulnisbakterien die Oberhand gewinnen. Es entstehen Gärungsprozesse, die zu Durchfall führen werden. Auch hier kann so ein Wechsel von Durchfall und Verstopfung entstehen.

Verstopfung, verursacht durch ein...

Zu viel an Yang

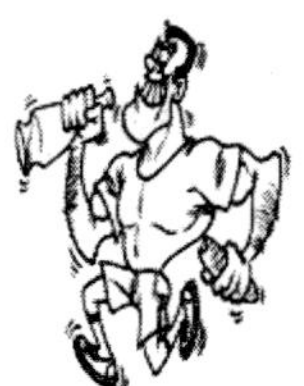

Hier sind es meist schlechte Ernährungsgewohnheiten. Man achtet viel zu wenig auf eine ballaststoffreiche Kost. Die Folge ist dann Verstopfung.

Zu wenig an Yang

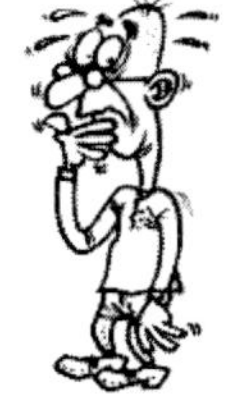

Bei sehr geschwächten Personen hat der Darm so wenig Kraft, dass dieser sich viel zu wenig bewegt. Dann entsteht Verstopfung, häufig mit anschließendem Durchfall.

Zu viel an Yin

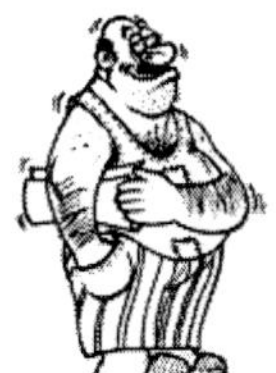

Solche Menschen neigen ohnehin zur Verstopfung. Der Darm ist träge. Erst bei einem bestimmten Füllungszustand arbeitet er.

Zu wenig an Yin

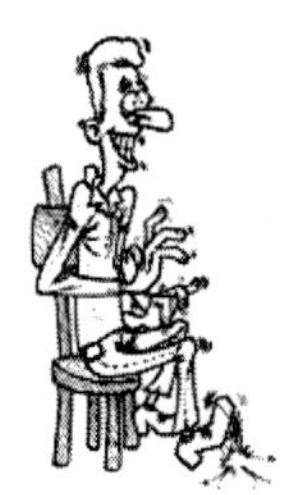

Es fehlen die Säfte, weswegen harter Stuhl und Verstopfung die Folge sind.

Wenn man also Verstopfung oder Durchfall therapieren will, macht es tiefsten Sinn, erst einmal eine Diagnose zu stellen. Meist reicht eine typgerechte Beratung (und deren Umsetzung!) aus, um die Verdauung zu korrigieren. Wenn dies nichts nützt, sollte man eingreifen und die Verdauung in gesunde Bahnen lenken.

4.2 Die Therapie von Durchfall

Da Lebensmittel bei verschiedenen Menschen verschieden wirken, sollten Verdauungsbeschwerden „typgerecht" therapiert werden. Nur dann stellt sich ein dauerhafter Erfolg ein.

Durchfall, verursacht durch eine Yang Fülle

Menschen mit einem gesunden Yang neigen selten zu Durchfall. Auch wenn das Yang erhöht ist, tritt nur selten Durchfall auf. Tritt Durchfall bei „yangigen" Menschen auf, so sollte man stets genau nach der Ursache forschen. Der akute Zustand zeigt auf eine gereizte Schleimhaut oder überforderte Verdauungsorgane. Durchfall ist hier ein Zeichen, dass das Yang bereits geschwächt ist. Auch können Bakterien und Pilze die Ursache sein. Solange der Durchfall anhält, steht die Therapie desselben im Vordergrund. Erst danach geht man wieder auf die typgerechte Ernährung über. Man sollte beispielsweise nicht zu viele abführende Ballaststoffe nehmen, solange man Durchfall hat.

Vermeiden

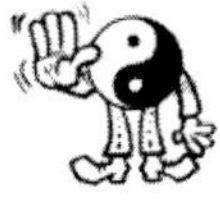

Zu viele „harte Ballaststoffe" wie Vollkornbrot oder Kleie stören die gereizte Schleimhaut. Kalte Lebensmittel, weißer Zucker, weißes Mehl, stark abführende Lebensmittel wie Sauerkraut verstärken den Durchfall. Grundlegend sind Vollkornprodukte gut für solche Menschen. Nur sollte die Menge reduziert werden, solange der Durchfall anhält.

Gut geeignet sind

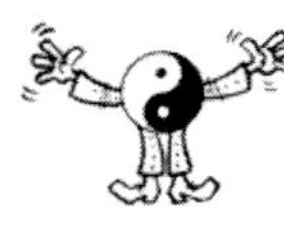

kühlende Lebensmittel, die den Darm beruhigen. Besonders angesagt ist eher leicht verdauliche Rohkost, die die Schleimhaut beruhigt: Möhren, Äpfel, Birnen, evtl. gerieben, Bananen. Um den Darm zu beruhigen und die Darmpassage zu bremsen eignen sich folgende Lebensmittel: Reis, Haferflocken, Pellkartoffeln, Spinat, Möhren, Tomatenmark, Kürbisse, Melonen, Heidelbeeren, Hartkäse, Ziegenkäse, Knäckebrot, Zwieback. Um den Durchfall direkt zu bremsen eignen sich besonders: Hirse, Hafer, Kompotte, Apfelkompott, Mandelmus, geriebene Mandeln, Kamillentee, Salbeitee.

Durchfall, verursacht durch einen Yang Mangel

Geschwächte Menschen neigen zu breiigem Stuhl mit unverdauten Nahrungsresten. Hier entsteht schnell ein Teufelskreis: Der Durchfall bewirkt, dass die Nahrung nur unzureichend aufgenommen wird. Die dadurch entstehende Mangelversorgung schwächt den Körper und damit auch die Verdauungsorgane. Schwache Verdauungsorgane schaffen es nicht, die Nahrung richtig aufzuspalten, was dann wieder zu Durchfall mit unverdauten Nahrungsresten führt. Wichtig ist hier leicht verdauliche, wärmende Schonkost, um den Darm zu beruhigen. Besonders gut eigenen sich Hirse, Hafer, Reis, Quinoa oder Dinkel als Basismittel. Begleitend hilft leichtes Knäckebrot oder Zwieback. Gut gekochtes Gemüse gibt Kraft und bremst den Durchfall. Es eignen sich: Möhren, Kartoffelpüree, Fenchel, Kohlrabi, Melonen, Tomaten, Linsen, Schwarzwurzeln. Sehr gut geeignet sind Kompotte aus folgenden Zutaten: Äpfel, Heidelbeeren, Rosinen, Pfirsiche.

Wichtig sind die richtigen Gewürze oder Heilpflanzen: Zimt, Anis Ingwer, Fenchel

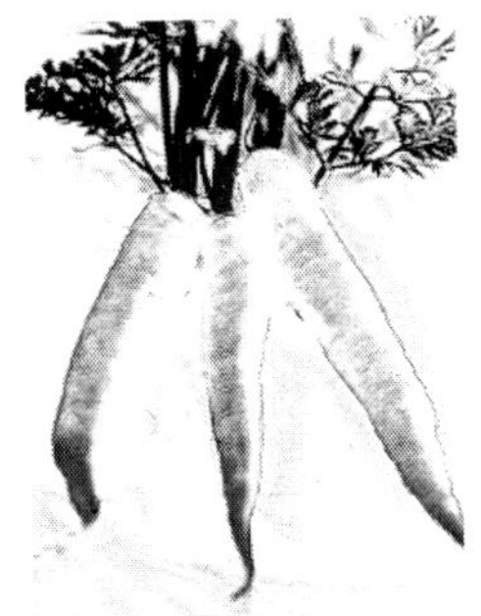

Durchfall, verursacht durch eine Yin Fülle

Bei diesem Zustand ist ein häufiges Symptom eher die Verstopfung. Auch ein Wechsel von Durchfall und Verstopfung tritt gehäuft auf. Wichtig ist es also, nachzuforschen, ob der Patient „früher" eher Verstopfung hatte. Dann ist meist eine gekippte Darmflora die Ursache für den Durchfall. Es sind Fäulnisbakterien und Pilze zu vermuten. Dies muss man bei der Therapie berücksichtigen. Wichtig ist auch, den Zustand des Yang zu berücksichtigen. Wenn jemand zusätzlich friert, darf man nicht zu viel Rohkost verordnen.

Eher vermeiden

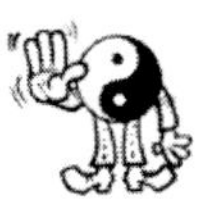

Zu viele „harte Ballaststoffe" wie Vollkornbrot oder Kleie reizen die empfindliche Schleimhaut. Kalte Lebensmittel, weißer Zucker, weißes Mehl, stark abführende Lebensmittel wie Sauerkraut sind ungünstig. Grundlegend sind Vollkornprodukte gut für solche Menschen. Nur sollte die Menge reduziert werden, solange der Durchfall anhält.

Gut geeignet sind

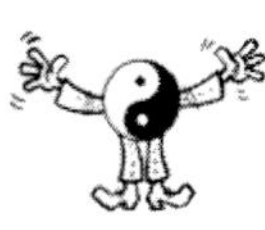

leicht verdauliche Lebensmittel, die den Darm beruhigen. Angesagt ist leicht verdauliche Rohkost, die die Schleimhaut beruhigt: Möhren, Äpfel, evtl. gerieben, Bananen. Gut geeignet sind „trockene" Lebensmittel, bei denen man viel kauen muss. So kommen die Säfte wieder in Bewegung. Knäckebrot, Vollkornzwieback, Trockenfrüchte. Um den Darm zu beruhigen und die Darmpassage zu bremsen eignen sich folgende Lebensmittel: Hirse, Reis, Quinoa, Dinkel, Kartoffeln, Erbsen, Linsen, Spinat, Möhren, Tomatenmark, Kürbisse , Melonen, Heidelbeeren. Sehr gut geeignet sind Kompotte aus folgenden Zutaten: Äpfel, Heidelbeeren, Rosinen, Pfirsiche. Um den Durchfall direkt zu bremsen eignen sich besonders: Hirse, Kompotte, Apfelkompott, Mandelmus, geriebene Mandeln, Rosmarintee, Angelikawurzeltee, grüner Tee, Salbeitee.

Durchfall, verursacht durch einen Yin Mangel

Auch beim Yin Mangel steht normalerweise die Verstopfung mit hartem Stuhlgang im Vordergrund. Wenn die Schleimhaut zu dünn wird und dann noch die falschen Lebensmittel gegessen werden, entstehen entzündliche Darmkrankheiten mit Durchfall. Der große Unterschied zu den vorhergehenden Zuständen ist, dass man hier nicht einfach den Durchfall „austrocknen" darf. Es müssen befeuchtende Lebensmittel mit im Vordergrund stehen. Wichtig ist hier erst einmal leicht verdauliche Schonkost, um den Darm zu beruhigen. Auch hier können Fäulnisbakterien und Pilze auftreten.

Besonders gut eigenen sich

Hafer, Reis, Quinoa oder Dinkel als Basismittel. Allerdings sollte man diese stets mit leicht verdaulichen Fetten wie Butter, Olivenöl oder Kokosmilch kombinieren. Auch sollten stets saftige Komponenten zum Einsatz kommen. Gekochtes oder gedünstetes Gemüse:Tomaten / -produkte, Möhren, Kohlrabi, Melonen, Kürbisse, rote Rüben, Kartoffelpüree. Sehr gut geeignet sind Kompotte aus folgenden Zutaten: Äpfel, Birnen, Heidelbeeren, Rosinen, Pfirsiche, Mandelmus.

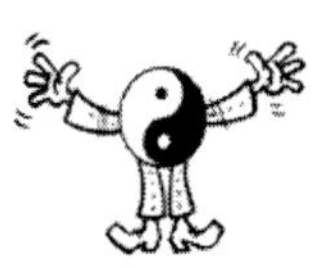

4.3 *Die Therapie von Verstopfung*

Auch hier sucht man erst nach den Ursachen. Dann therapiert man entsprechend der Diagnose.

Verstopfung, verursacht durch eine Yang Fülle

Verstopfung bei einem erhöhten Stoffwechsel ist oft die Folge schlechter Ernährungsgewohnheiten. Außerdem sind Bewegungsmangel und Stress häufige Ursachen. Es ist also, wie immer, wichtig, erst eine genaue Ursachenforschung zu betreiben. Wenn Ernährungsfehler im Vordergrund stehen, so reichen meist die Ratschläge für diesen Zustand aus, um die Verdauung zu korrigieren. Im Vordergrund steht eine ballaststoffreiche Kost, die kühlend und beruhigend wirkt. Also eignen sich vor allem Rohkost und Vollkornprodukte.

Vermeiden

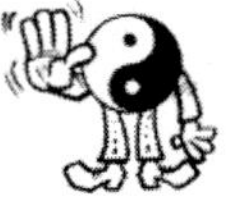

Alle stopfenden Lebensmittel, die meist auch sehr leicht verdaulich sind, verstärken die Verstopfung. Dazu gehören: Weißes Mehl und Zucker, Bananen, aber auch Hafer, Hirse, Reis.

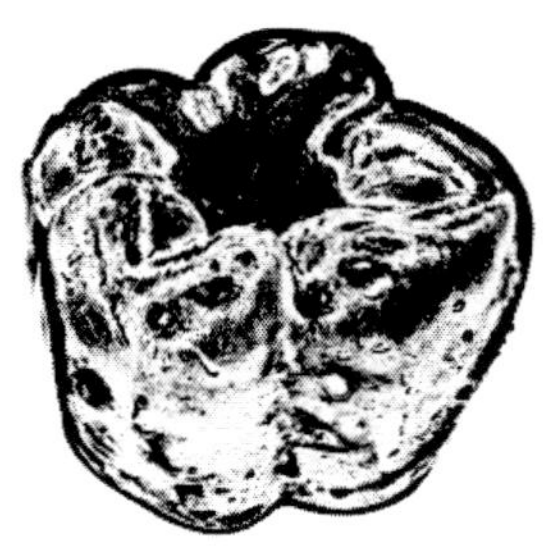

Gut geeignet sind

Getreide:
Buchweizen, Vollkornprodukte, Roggen, Weizen, Gerste, Vollkornnudeln.

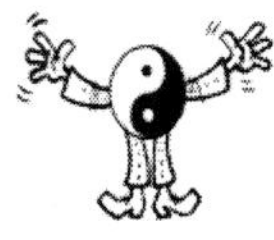

Milchsaure Produkte: Sauerkraut(saft), Brottrunk, Joghurt, Kefir, Quark.
Ballaststoffreiche Lebensmittel:
Je nach dem Zustand des Yin und der Säfte sind folgende Ballaststoffe geeignet.
Befeuchtende Ballaststoffe:
Ölsaaten, Nüsse, Sonnenblumenkerne, Mandeln (einweichen!), Sesam, Oliven, Datteln, Avocados.
Trocknende Ballaststoffe:
Kleie, Vollkornprodukte, ballaststoffreiches Knäckebrot, Trockenfrüchte.

Es gibt trocknende und befeuchtende Ballaststoffe

Neutrale Ballaststoffe:
Getrocknete Pflaumen, Rosinen, Aprikosen.
Obst, Früchte, Beeren:
Alle leicht sauren Früchte, Birnen(saft), Apfel(saft), Johannisbeeren, Stachelbeeren, Himbeeren, Sauerkirschen, Pflaumen, Ananas, Feigen.
Rohes Gemüse:
Rohkost, Salate, Chiccoree, Eisbergsalat, Paprika, Rhabarber.
Gekochtes oder gedünstetes Gemüse
Auch gekochtes Gemüse unterstützt die Verdauung. Günstige Sorten sind Kohlsorten, Rettich, Gurken, Kürbisse, Spinat, Mangold.

Verstopfung, verursacht durch einen Yang Mangel

Geschwächte Menschen neigen eher zu Durchfall. Der sehr schwache Darm hat aber manchmal gar nicht mehr die Kraft, die Nahrung zu transportieren. Dann entsteht Verstopfung. Meist reicht es dann aus, mit den Ratschlägen für diesen Zustand die Verdauung wieder zu korrigieren.

Vermeiden

Alle stopfenden Lebensmittel, besonders diejenigen, die auch noch schwer verdaulich sind. Ungünstig sind auch weißes Mehl, Zucker, Bananen. Zumindest am Anfang ist es ratsam, auf Hafer und Hirse zu verzichten.

Gut geeignet sind folgende Lebensmittel

*Getreide, g*ut gekocht:
Dinkel, Buchweizen, Quinoa.

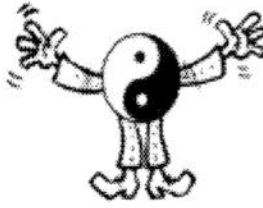

Milchsaure Produkte:
Brottrunk, Joghurt, Kefir, Quark, bitte warm essen, nicht aus dem Kühlschrank!
Ballaststoffreiche Lebensmittel:
Je nach dem Zustand des Yin und der Säfte sind folgende Ballaststoffe geeignet.
Befeuchtende Ballaststoffe:
Ölsaaten, Nüsse, Sonnenblumenkerne, Mandeln (einweichen!), Sesam, am besten anrösten.
Trocknende Ballaststoffe:
Kleie, Vollkornprodukte, ballaststoffreiches Knäckebrot.
Neutrale Ballaststoffe:
(Getrocknete) Pflaumen, Rosinen, Aprikosen.
Obst, Früchte, Beeren:
Alle leicht verdaulichen, reifen Früchte, Birnen(saft), Apfel(saft), Himbeeren, Süßkirschen, Pflaumen, Feigen.
Gekochtes oder gedünstetes Gemüse:
Gekochtes Gemüse unterstützt die Verdauung. Kohlsorten, Rettich, Gurken, Kürbisse, Spinat, Mangold, Fenchel.

Verstopfung, verursacht durch eine Yin Fülle

Wegen der allgemeinen Trägheit neigt dieser Zustand besonders zur Verstopfung. Erst ein starker Dehnungsreiz bewirkt eine verstärkte Darmtätigkeit. Wichtig sind trocknende Ballaststoffe und Lebensmittel, die man gut kauen muss, damit die Verdauungsorgane in Bewegung kommen.

Vermeiden

Alle stopfenden Lebensmittel, die meist auch sehr leicht verdaulich sind, verstärken die Verstopfung. Dazu gehören besonders: Weißes Mehl und Zucker, Bananen, aber auch Hafer, Hirse und weißer Reis.

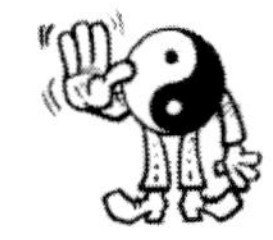

Günstige Lebensmittel

Getreide:

Buchweizen, Vollkornprodukte, Weizen, Gerste, Vollkornnudeln.

Milchsaure Produkte:

Sauerkraut(saft), Brottrunk, Joghurt, Kefir, Quark.

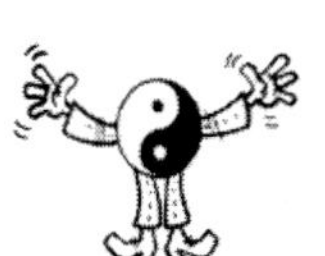

Ballaststoffreiche Lebensmittel:

Besonders wichtig sind Ballaststoffe wie Kleie, Vollkornprodukte, ballaststoffreiches Knäckebrot, Trockenfrüchte. Bei einer ausgeprägten Verstopfung kann man diese durch befeuchtende Ballaststoffe ergänzen: Ölsaaten, Nüsse, Sonnenblumenkerne, Mandeln (einweichen!), Sesam, Oliven, Datteln, Avocados.

Obst, Früchte, Beeren:

Alle leicht sauren Früchte, Birnen(saft), Apfel(saft), Johannisbeeren, Stachelbeeren, Himbeeren, Sauerkirschen, Pflaumen, Ananas, Feigen.

Rohes Gemüse:

Etwas Rohkost ist gut, besonders, wenn man sie lange kauen muss: Möhren, Kohlrabi, Salate, Chiccoree, Eisbergsalat, Paprika, Sauerkraut.

Gekochtes oder gedünstetes Gemüse:

Auch gekochtes Gemüse unterstützt die Verdauung. Kohlsorten, Rettich, Gurken, Kürbisse, Spinat, Mangold.

Verstopfung, verursacht durch einen Yin Mangel

Durch die Trockenheit entsteht oft eine hartnäckige Verstopfung mit hartem Stuhlgang. Deshalb sind hier befeuchtende Maßnahmen erforderlich. Die Verstopfung kann man durch die Ratschläge zu diesem Zustand dauerhaft sehr positiv beeinflussen. Hier noch einmal die wichtigsten Ratschläge:

Vermeiden

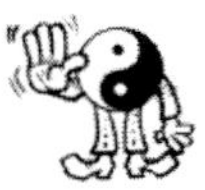

Alle stopfenden Lebensmittel, die meist auch sehr leicht verdaulich sind, verstärken die Verstopfung. Dazu gehören besonders: Weißes Mehl und Zucker, unreife Bananen, aber auch Hafer, Hirse und weißer Reis.

Günstige Lebensmittel

Getreide:

Vollreis, Buchweizen, Dinkel.

Milchsaure Produkte:

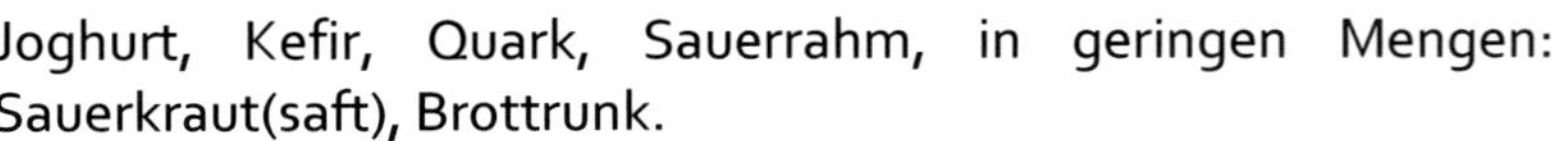

Joghurt, Kefir, Quark, Sauerrahm, in geringen Mengen: Sauerkraut(saft), Brottrunk.

Ballaststoffreiche Lebensmittel:

Besonders wichtig sind hier befeuchtende Ballaststoffe. Ölsaaten, Nüsse, Sonnenblumenkerne, Mandeln (einweichen!), Sesam, Oliven, Datteln, Avocados.

Obst, Früchte, Beeren:

Alle leicht sauren Früchte, Birnen(saft), Apfel(saft), Johannisbeeren, Stachelbeeren, Himbeeren, Sauerkirschen, Pflaumen, Ananas, Feigen, auch getrocknete Pflaumen und Rosinen sind günstig.

Rohes Gemüse:

Tomaten, Gurken, Kohlrabi, rote Paprika.

Gekochtes oder gedünstetes Gemüse:

Hier ist saftiges Gemüse sehr günstig. Zucchini, Tomaten, Pilze, Melonen, Kohlsorten, Kürbisse, Spinat, Mangold.

4.4 Die wichtigsten Lebensmittel noch einmal im Überblick

Kühlend, stopfend	Wärmend, stopfend	Kühlend, abführend	Wärmend, abführend
Bananen, geriebene Äpfel und Möhren, Tomaten, Melonen, Zitronen, Kamille, Salbei, Pellkartoffeln	Hafer, Hirse, Reis, gekochte Möhren, gekochtes Gemüse, Apfelkompott, Kartoffelpurree, Zimt, Ingwer	Sauerkraut, Joghurt, Rohkost, Paprika, Salate, Gurken, Kleie, saures Obst, Birnen, Äpfel, saure Beeren, Vollkornprodukte	Buchweizen, Vollkornnudeln, gekochtes Gemüse, gewürzter, warmer Joghurt, geröstete Ölsaaten, Sesam, Mandeln, gewürzte Säfte

Trocknend, stopfend	Befeuchtend, stopfend	Trocknend, abführend	Befeuchtend, abführend
Hirse, Haferflocken, Kartoffeln, Knäckebrot, Hülsenfrüchte, Erbsen, Kichererbsen Trockenfrüchte, Salbei, Angelikawurzel	Tomaten, geriebene Äpfel oder Möhren, Kartoffelpüree, Melonen, gekochtes Gemüse, Möhren, rote Rüben, Kompotte aus Rosinen, Äpfel, Heidelbeeren, Mandelmus	Ballaststoffreiche Vollkornprodukte, Buchweizen, Gerste, Knäckebrot, Kleie, Sauerkraut, Brottrunk, getrocknete Früchte (Äpfel, Rosinen, Pflaumen), bittere Rohkost, Chiccoree, Eisbergsalat, Rettich, Kohl	Joghurt, Quark, Birnen(saft) Pflaumen(saft), Weintrauben, Sauerkirschen, Beeren, Feigen Ölsaaten, Oliven, Dattel, eingeweichte Mandeln, Reis, saftiges Gemüse, Tomaten, Kürbis, Pilze

Kapitel 5 *Ratschläge und Rezepte bei einem Zuviel an Yang*

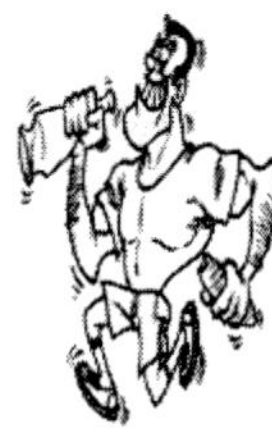

Das Yang steht in der TCM für unsere Körperwärme, für unsere Körperspannung und den Stoffwechsel. Nach den Regeln der TCM kann man feststellen, dass hier der Stoffwechsel zu hoch ist und damit auch die Körperwärme. Auf den folgenden Seiten bekommen Sie Ratschläge, wie man mit Hilfe der Ernährung diesen Zustand deutlich verbessern kann.

5.1 *Grundsätzliches*

Wichtig für Ihren Speiseplan sind langsam verdauliche Kohlenhydrate, um die Blutzuckerkurve zu stabilisieren. Dazu gehören vor allem Vollkornprodukte wie auch Kartoffeln. Um den erhöhten Stoffwechsel zu bremsen, ist Rohkost besonders gut geeignet, da diese eine kühlende Wirkung hat. Besonders wichtig ist ein ausreichendes Frühstück. Vermeiden Sie weißen Zucker und weißes Mehl, so wie einen zu hohen Fleischkonsum.

Besonders günstige Lebensmittel

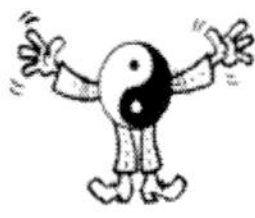

Lebensmittelgruppen
Vollwertprodukte, Vollkornbrot, Vollreis, Vollkornnudeln, Kartoffeln, Tofu, Rohkost, Gemüse, Salate, knackiges Obst, Bananen, Südfrüchte, milchsauer vergorene Produkte wie Joghurt oder Quark, Nüsse, Studentenfutter.

Günstige Lebensmittel
Vollkornbrot, Vollreis, Vollkornnudeln, Grünkern, Weizen, Gerste, Roggen, Kartoffeln, Tofuprodukte, Grüne Salate, Endivien, Gurken, Chicoree, Paprika, Kohl, Rettich, Pilze, Zucchini, Spinat, Tomaten, Bananen, Äpfel, Birnen, Erdbeeren, Johannisbeeren, Südfrüchte, Joghurt, Quark, Butter, Oliven, Olivenöl, Avocados, Datteln, Feigen, Nüsse, Eier, Hartkäse, Fisch wie Aal, Lachs, Karpfen, dunkle Fleischsorten wie Rind, Wild, ungekochter Schinken.

Zubereitungsformen

Wichtig sind Vollwertprodukte, damit der Blutzucker stabil bleibt. Vollkornbrot kann oder sollte ein Grundnahrungsmittel sein. Belegen Sie Ihre Brote mit eher schwerverdaulichen Zutaten wie Hartkäse, Butter oder eher fettigem Fleisch und Fisch. So werden Sie nicht ständig Hunger haben und der gesamte Stoffwechsel beruhigt sich. Ihre Leistungsfähigkeit wird sich stabilisieren und somit erhöhen. Versuchen Sie besonders am Anfang vermehrt Kartoffeln in Ihren Speiseplan einzuführen. Diese reduzieren Ihren Appetit und machen satt. Besonders als Zwischenmahlzeit können Sie Rohkost einbauen. Vermeiden Sie zu viele gekochte Lebensmittel, führen Sie einen hohen Rohkostanteil ein. Bananen und Obst allgemein sollten nicht zu reif, sondern besser knackig sein.

Ein hoher Anteil an Rohkost bremst das über-schiessende Yang

Ungünstige Lebensmittel

Vermeiden Sie Lebensmittel, die zu leicht verdaulich sind und zu viel Zucker enthalten. Diese erhöhen Ihren ohnehin schon erhöhten Stoffwechsel und führen nur zu noch mehr Heißhunger. Vermeiden Sie auch „Zuckergetränke“ wie Limonaden, Cola usw. Vermeiden Sie zu viele und zu scharfe Gewürze, da diese den Stoffwechsel erhöhen. Auch scharfe Alkoholika sind, wer hätte das gedacht, ungünstig. Die gute Nachricht: Ein Bier kühlt eher und ist in „Massen“ getrunken sicher erlaubt. Vermeiden Sie aber zu viele kalte Getränke, es wird Ihren Magen ruinieren. Auch zu viele tierische Eiweiße erhöhen das Yang. Insbesondere helles Fleisch wie Geflügel oder und heller Fisch sind ungünstig. Essen Sie also besser weniger Fleisch, dafür lieber Hartkäse oder noch besser milchsauer vergorene Produkte. Ein Joghurt morgens versorgt Sie mit den notwendigen Eiweißen und reduziert so den Hunger auf Fleisch!

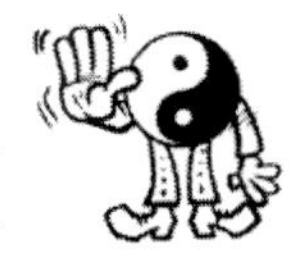

Tageszeiten, Appetit und Durst

Die Verdauungsdrüsen produzieren besonders am Vormittag ihre Säfte und Enzyme. Abends dagegen werden viel weniger Verdauungssäfte gebildet. Die Leber bereitet sich abends auf ihre Entgiftungsarbeit vor. So ist das Frühstück von höchster Bedeutung.

Nach kurzer Zeit ist der Blutzucker im Keller, dann muss schnell was in den Magen. So ein Start macht schwach und auf die Dauer krank. Das Frühstück ist (zusammen mit dem Mittagessen) die wichtigste Mahlzeit. Nehmen Sie sich also Zeit für Ihr Frühstück!

Essen Sie sich satt, dann werden Sie insgesamt weniger essen. Mittags ist ein Salat als Vorspeise optimal. Verwenden Sie als Hauptspeise Kartoffeln, Vollkornnudeln oder Vollreis. Geniesen Sie lieber eine Portion Nudeln mehr und dafür ein Schnitzel weniger.

Verwenden Sie möglichst viele Vollwertprodukte

Das Abendessen sollte die kleinste Mahlzeit sein. Wenn Sie Hunger haben, essen Sie Vollkornbrot oder Kartoffeln. Auch Knäckebrot, Oliven oder ein kleiner Salat sind günstig. Versuchen Sie möglichst auf Zwischenmahlzeiten zu verzichten. Wenn nötig, essen Sie Studentenfutter, Nüsse, frisches Obst oder Gemüse. Trinken Sie, wenn Sie Durst haben. Nur sehr kalte Getränke, die Menschen mit hohem Stoffwechsel gerne trinken, sollten zumindest stark reduziert werden. Wenn Sie abends Hunger haben, aber nichts mehr essen wollen, versuchen Sie mal Reismilch, Sojamilch oder Obst/ Gemüsesäfte.

Gewürze, Tees

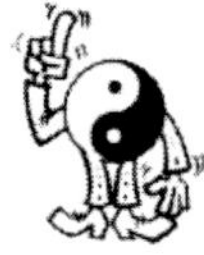

Vermeiden Sie zu viele scharfe Gewürze, auch Knoblauch ist nicht so gut. Würzen Sie Ihren Salat mit Zitronensaft, oder Essig. Bittere Gewürze und Teesorten wie Enzianwurzeln, Löwenzahn oder Kamille sind günstig.

5.2 *Tagesplan mit Rezeptvorschlägen*

Frühstück

Es macht Sinn, vor dem eigentlichen Frühstück etwas knackiges Obst oder Gemüse zu essen. Günstig sind Äpfel, Orangen, Möhren, Kohlrabi, Gurken, Paprika. Zum Frühstück selbst eignen sich langsam verdauliche Kohlehydrate mit Rohkostanteil, also Vollkornbrot, Knäckebrot, Reis-oder Maiswaffeln. Essen Sie sich satt! Je mehr körperliche Anstrengungen Sie vor sich haben, desto mehr werden Sie verbrennen. Haben Sie wenig Bewegung, essen Sie entsprechend weniger! Die folgenden Varianten stabilisieren den Blutzucker, machen lange satt, geben lange Kraft und stabilisieren den Stoffwechsel.

Ein gesundes Frühstück bringt Ruhe und Ausdauer in den ganzen Tag

Variante Vollkornbrot, Knäckebrot, Reis- /Maiswaffeln

Nehmen Sie als Grundlage Ihres Frühstücks Vollkornbrot. Sie können auch Knäckebrot, Reis- oder Maiswaffeln verwenden. Hier einige Vorschläge für Ihre Brotbeläge:

Vollkornbrot mit Emmentaler Käse, Tomate, Kräutersalz
Vollkornbrot mit Forelle, Chiccoreeblätter und Meerrettich
Vollkornbrot mit Olivenaufstrich, Paprika und etwas Pfeffer
Vollkornbrot mit Sesammuß und Bananen
Vollkornbrot mit Erdnussbutter und etwas Honig

Nachspeise zum Frühstück: Versuchen Sie Joghurt, am besten mit Obst oder Früchten wie Erdbeeren, Kirschen, Orangen. Auch eine Banane oder saftiges Obst, auch eingelegt, ist gut.

Vollkornbrot als Grundlage bietet viele Möglichkeiten

Variante Müsli

Versuchen Sie, das Müsli wirklich zu kauen und nicht zu trinken. Variieren Sie Ihre Zutaten (s. Tagesplan). Einige Möglichkeiten:

Dinkelcrunchy mit Mandelsplittern und Joghurt
Mischmüsli (Fertigmischung) mit Rosinen und Walnüssen
Frischkornmüsli mit Apfelwürfeln und Quark
Vollkorncornflakes mit Reismilch und gerösteten Sonnenblumenkernen

Variante warmes Frühstück

Sie müssen natürlich nicht immer Brot oder Müsli essen. Ein warmes Frühstück ist sehr gut, wenn es nicht zu leicht verdaulich oder zu süß ist.

<u>Leckerer Bulgur, süß mit Erdnüssen und Honig</u>

Zutaten: 1 Person
60 g Bulgur, 250 ml Wasser, 1 EL Erdnüsse, 1 EL Rosinen, 1 TL Honig, eine kleine Prise Salz, etwas Butter

Zubereitung

Bulgur 25 min in Wasser kochen, Erdnüsse und Rosinen ca. 5 min vor Ende der Garzeit einheben, mit Honig, Butter und Salz abschmecken.

Unterschiedliche Körner haben unterschiedliche Garzeiten

Variationen

Achtung: Bulgur, auch Reis und andere Saaten benötigen je nach Größe oder Körnung unterschiedlich lange, bis sie gar sind. Kochen Sie entsprechend der Verpackungsangabe.

Bulgur	Rosinen	Butter	Erdnüsse
Vollreis, Dinkel, Roggen, Weizen	(Getrocknete) Äpfel, Kirschen, Aprikosen, Bananen, Pfirsiche, Ananas	Olivenöl, Sahne, Sesamöl, Sojaöl, Walnussöl	Sonnenblumenkerne, Nüsse, Walnüsse, Cashewkerne, Sesam

Versuchen Sie auch einmal ein herzhaftes Frühstück

Pikanter Grünkern mit Pilzen, Paprika, Sojasoße, Sauerrahm

Zutaten 1 Person:
40 g Grünkern, 60 g Champignons, 100 g grüne Paprika, Sojasoße, 1 EL Sauerrahm, 1 TL Gemüsebrühe, 250 ml Wasser, Gewürzsalz

Zubereitung
Champignons und Paprika schneiden, Grünkern in Gemüsebrühe 20 min kochen, dann die Champignons und Paprika hinzufügen und nochmals 10 Minuten mit kochen, mit Sojasoße und Sauerrahm abschmecken.

Grünkern gehört zu den sehr schmackhaften Getreidesorten

Variationen

Grünkern	Champignons	Sojasoße	Sauerrahm	Oder
Reis, Weizen, Dinkel, Mais, Gerste, Bulgur	Andere Pilze, Zucchini, Chiccoree	Oliven(öl), Sesam(öl), Gemüsebrühe, Parmesan, Pesto	Joghurt, Kresse, Schnittlauch, Petersilie	Tofu, Schinken, Käse, Nüsse, Lachs, Ei, Ananas, Tomaten

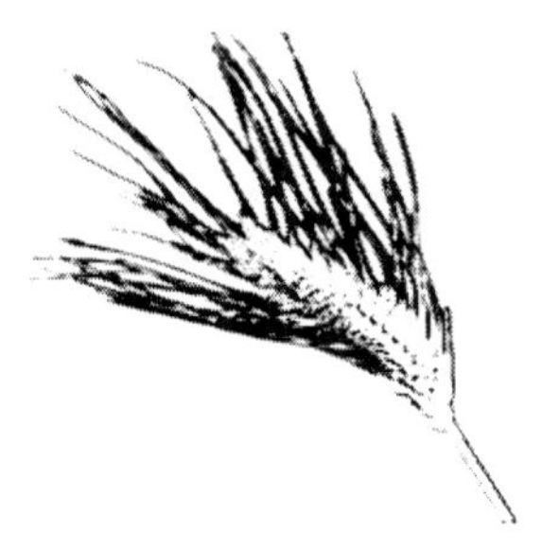

Mittagessen

Essen Sie langsam und voll Genuss! Sie haben mehr vom Essen und vom Leben

Ein zu hoher Stoffwechsel führt leicht dazu, dass man zu viel und die falschen Dinge isst. Schon alleine deshalb, weil man zu „Heißhunger" neigt. Um hier gegenzusteuern ist ein Salat als Vor- oder Hauptspeise angezeigt. Die Hauptmahlzeit sollte dann überwiegend vollwertige Kohlenhydrate enthalten. Vermeiden Sie weißes Mehl und Zucker. Wenn Sie sich an diese Regeln halten, haben Sie das Wichtigste schon getan! Genießen Sie das Mittagessen als Belohnung, essen Sie deshalb langsam und mit Genuss!

Gemischter Salat mit Schafskäse und Oliven

Zutaten: 1 Person

100 g Tomaten, 80 g Kopfsalat, 30 g gehackte Schalotte, 1 EL Joghurt, 70 g Feta / Schafskäse, einige Oliven, Kräutersalz, Pfeffer, Olivenöl

Zubereitung

Tomaten in Scheiben schneiden, Kopfsalat zerkleinern, schneiden, zusammen mit der klein gewürfelten Schalotte und den Oliven in eine Schüssel geben, mit Öl, Salz, Pfeffer und Joghurt gut vermengen, dann den gewürfelten Schafskäse (am Rand) aufbringen, danach die geschnittenen Tomaten darauf legen, evtl. mit anderen Zutaten garnieren und servieren.

Variationen

Sie haben hier ein Basisrezept für einen Salat, den Sie in alle Richtungen verändern können. Versuchen Sie verschiedene Salate wie Eisbergsalat, Chicoree, Gurken, Kohlrabi, Möhren. Verfeinern Sie den Salat mit Beilagen wie geröstetem Sesam, Sonnenblumenkernen, Kürbiskernen oder gehackten Nüssen. Versuchen Sie andere Öle wie Kürbiskernöl, Sesamöl, Sojaöl. Verwenden Sie andere Grundlagen wie geraspelte Möhren, geschnittene Champignons, Paprika, eingelegte Tomaten usw. Wenn Sie aus dem Salat ein vollwertiges Essen machen wollen, geben Sie andere Käsesorten, gebratene Putenbrust, Thunfisch, Schinken, Eier oder ähnliche Bestandteile dazu. Versuchen Sie verschiedene Dressings wie Essig / Öl, Joghurtdressing oder auch mal eine Fertigmischung.

Hauptspeisen

Makkaroni mit Champignons in Cambozolasoße mit Pinienkernen

Zutaten: 1 Person :
80 g Vollkornmakkaroni, 60 g Champignons, 40 g Lauchzwiebeln, 2 Tomaten oder entsprechend Tomatensoße, 1 TL Gemüsebrühe, 40 g Cambozola, Olivenöl, Pinienkerne, Salz.

Zubereitung
Nudeln al dente kochen, geschnittene Pilze und die fein geschnittenen Lauchziebeln in separatem Topf in Öl leicht anbraten, die geviertelten Tomaten dazugeben, 5 min lang erhitzen, 50 ml Wasser und Gemüsebrühe beigeben, geschnittenen Cambozola unterrühren, 5 Minuten auf kleiner Flamme köcheln lassen. Die Nudeln mit der Soße übergießen und mit den Kernen bestreuen.

Vollkornnudeln enthalten Särke und viele Vitalstoffe

Variantionen

Maccaroni	Champignons	Tomaten	Cambozola	Pinienkerne
Andere Nudeln, Reis, Grünkern, Kartoffeln	Austernpilze, Paprika, Brokkoli	Zucchini, Auberginen, Möhren, Blumenkohl	Joghurt, (saure) Sahne, Mojo, Pesto	Kürbiskerne, andere Nüsse, Sesam

Curryreis mit Paprika, Parmesan und Walnüssen

Zutaten 1 Person:
50 g Vollreis, 80 g grüne Paprika, 60 g rote Paprika, Butter, 1 EL saure Sahne, Curry, Walnüsse, 250 ml Gemüsebrühe, Parmesan, Gewürze: Petersilie, Salz

Zubereitung
Reis in Gemüsebrühe al dente kochen (je nach Sorte 30 – 40 min), geschnittene grüne und rote Paprika 5 min in Butter andünsten, mit Sahne und Curry vermengen, nachwürzen, die Soße auf den fertigen Reis geben, mit Parmesan und Walnüssen „garnieren".

Polierter Reis geht sehr schnell ins Blut und ist daher wenig geeignet

Variationen

Reis	Paprika	Sahne	Curry	Walnüsse
Nudeln, Dinkel, Grünkern, Kartoffeln	Pilze, Zucchini, Auberginen, Chiccoree, Spinat	Frischkäse, Joghurt, Käsesorten, Mojo, Pesto	Paprika, Sojasoße, Oregano,	Kürbiskerne, Sonnenblumenkerne, andere Nüsse, Sesam

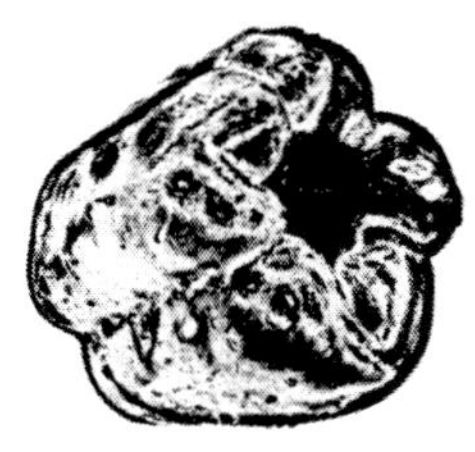

Geschnetzeltes mit Zucchini und Salzkartoffeln

Zutaten: 1 Person
100 Schweinemedaillon, 200 g Kartoffeln, 100 g Zucchini, 1 Msp süßer Paprika, Salz, 2 EL Joghurt, 50 ml Wasser, 1 EL Maismehl

Zubereitung
Kartoffeln schälen und in Salzwasser kochen, Fleisch in feine Streifen schneiden, Zucchini grob würfeln, beides in einer Pfanne in Olivenöl anbraten. Joghurt, Maismehl und Wasser hinzufügen, mit Paprika würzen, evtl. Salz und Pfeffer beigeben, aufkochen und umrühren, auf oder mit den fertigen Kartoffeln servieren.

Fleisch sollte nicht den größten Anteil des Essens ausmachen

Variationen
Versuchen Sie statt Fleisch auch mal Fisch. Verschiedene Pilze verfeinern die Mahlzeit. Bestreuen Sie Ihre Mahlzeiten mit Sonnenblumenkernen oder anderen Nüssen.

Schwein	Zuccini	Kartoffeln	Joghurt	Paprika
Rind, Thunfisch, Lachs, Ei	Champignons, Spargel, Brokkoli	Vollkornnudeln, Dinkel, Reis, Grünkern	(Saure) Sahne, Pesto, diverse Soßen	Curry, Oregano, andere Gewürze

Nachspeisen

Als Nachspeise eignen sich hervorragend milchsaure Produkte wie Quark oder Joghurt. Mit Bananen schmeckt das dann vorzüglich.

<u>Quarkspeise mit Banane und Mandelsplitter</u>

Zutaten 1 Person:
Banane, Quark, Zitronensaft, flüssiger Honig, Mandelsplitter

Joghurt und Quark schmecken hervorragend, wenn man diese lecker zubereitet

Zubereitung
Mit einem Handrührgerät alle Zutaten verrühren.

Variationen

Quark	Bananen	Honig	Mandelsplitter
Joghurt, Kefir	Erdbeeren, Kirschen, Ananas, Mandarinen	Agavensirup, Ahornsirup	Haselnuss, Walnuss, Pinienkerne

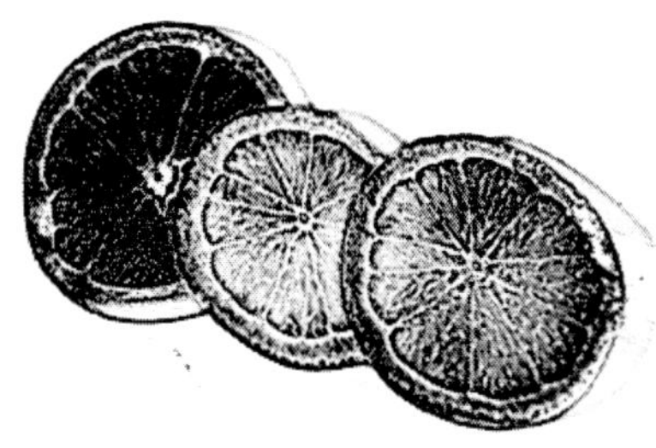

Abendessen

Das Abendessen sollte gemäßigt und vollwertig ausfallen. Mittelmeerkost ist angesagt! Benutzen Sie nur wenige tierische Eiweiße. Wenn Sie wollen, essen Sie einen kleinen Salat. Auch Kartoffeln sind sehr gut geeignet. Bitte nicht zu viele Nudeln essen, lieber Vollkornbrot mit Oliven, Avocados, Schafskäse. Wenn Sie Salate mögen, hier einige Vorschläge. Benutzen Sie auch Varianten wie z.B. Kartoffelsalat oder Krautsalat.

Das Abendessen sollte nicht die Hauptmahlzeit sein

<u>Alpenländischer Bauernsalat mit Gurken</u>

Zutaten: 1 Person
100 g Gurken, 1 Tomate, einige Oliven, 2 EL geriebener Emmentaler, einige Blätter Kopfsalat, 30 g Zwiebel, zwei Scheiben roher Schinken, Kürbiskernöl, Apfelessig, Gewürzsalz, Wasser, Prise (Rohrohr)zucker. Dazu Vollkornbrot oder Pellkartoffeln

Zubereitung
Gurken schälen , in Würfel schneiden oder hobeln, Salat, Zwiebel und Tomate waschen und schneiden, den Schinken in feine Streifen schneiden, Emmentaler reiben, alles in eine Schüssel geben, mit Essig, Öl, Gewürzen und etwas Wasser abschmecken, mit Vollkornbrot oder Pellkartoffeln genießen!

Variationen
Variieren Sie Ihre Zutaten, nehmen Sie andere Salate, Paprika, Kohlrabi, Chicoree, Möhren, garnieren Sie mit Nüssen, Kernen, Sesam. Nehmen Sie mal ein gekochtes Ei dazu oder Fisch. Benutzen Sie Gewürzmischungen, verschiedene Öle oder Essigsorten, seien Sie kreativ!

Kaltgepresste Öle verfeinern jeden Salat

Wenn Sie warm essen wollen, setzen Sie als Schwerpunkt Kartoffeln, Reis und Gemüse ein. Hier einige supereinfache Beispiele:

Salzkartoffeln mit Spinat
Pellkartoffeln mit Butter und Spargel
Ofenkartoffel mit Quark und Mayonnaise

Wenn es etwas anspruchsvoller sein soll, so gehen Sie auf die Mittagsrezepte und versuchen Sie diese. Nur sollte die Menge deutlich geringer sein.

Schnelle Reispfanne mit Chicoree in Tomatensoße

Zutaten:
40 g Reis, 100 g Chicoree, Olivenöl, 1 EL Joghurt,
100 ml Tomatensoße, 250 ml Gemüsebrühe, Salz, Oregano

Zubereitung

Vollreis in Gemüsebrühe al dente vorkochen (je nach Sorte 30 – 40 min), geschnittenen Chicoree in Olivenöl andünsten, mit Joghurt, Oregano und Tomatensoße vermengen, evtl. nachwürzen, die Soße auf den fertigen Reis geben.

Variationen

Reis	Chicoree	Joghurt	Oregano
Grünkern, Bulgur, Kartoffeln	Paprika, Zucchini, Auberginen, Austernpilze	Frischkäse, saure Sahne, Käsesorten Mojo, Pesto	Gewürz-mischungen, Petersilie

Zwischenmahlzeiten

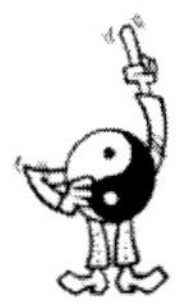

Diese sollten Sie nach Möglichkeit vermeiden. Wenn Sie Hunger haben, versuchen Sie rohes Gemüse wie Möhren, Kohlrabi, Paprika. Oder frisches Obst wie Äpfel, Erdbeeren, Kirschen, Pfirsiche, Orangen, Bananen. Auch Knäckebrot oder Reiswaffeln sind günstig. Probieren Sie mal Studentenfutter oder Nüsse Ihrer Wahl. Wenn Sie Durst haben, versuchen Sie mal Reis- oder Sojadrinks oder Säfte. Vermeiden Sie zu kalte und gezuckerte Getränke.

Letzte Anmerkungen und Ratschläge

Diese Rezepte sind Richtlinien und Vorschläge. Sie können diese variieren, so dass es Ihrem Geschmacksempfinden und Gewohnheiten entspricht. Eine Ernährungstherapie sollte niemals dogmatisch sein. Versuchen Sie sich an die Grundregeln zu halten, das ist wichtiger als einzelne Lebensmittel. Wenn Sie gerne ohne Rezepturen arbeiten oder diese selbst entwickeln wollen, so ist dies kein Problem. Sollten Sie weitere Rezepturen suchen, so beachten Sie unsere Literatur- und Internethinweise. Alleine auf der Seite von „Schrot und Korn" finden Sie hunderte Rezepte, die Sie gemäß den hier gegebenen Richtlinien anwenden oder verändern können.

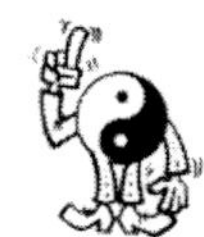

Wir wünschen Ihnen eine gute Gesundheit und einen guten Appetit!!

5.3 *Yang-Fülle / Überblick*

Frühstück, Variante Vollkornbrot

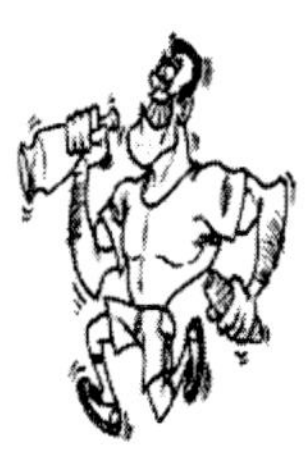

Start	Vollwert	Auflage	Sonstiges	Nachher
Gemüse / Obst Möhren, Paprika, Äpfel, Orangen, Säfte	Vollkorn-brot, Knäckebrot, Mais- oder Reiswaffel	Butter, Käse, Frischkäse, Ei, kalter Braten, Brotauf–striche	Oliven, eingelegte Paprika, Nussmus Sesammus	Joghurt Quark Banane

Frühstück, Variante Müsli

Start	Vollwertmüsli	Beitaten	Nachher
Gemüse / Obst, Möhren, Paprika, Äpfel, Säfte	Chrunchy, Voll-korn Corn-flakes, Milch, Joghurt, Quark, Soja-/ Reismilch	Ölsaaten, Nüsse, Man-deln, Sesam, Trockenobst, Rosinen, Olivenöl	Joghurt, Quark, Banane, Obst

Variante warmes Frühstück

Start	Getreide	Zutaten	Nachher
Gemüse / Obst Möhren, Kohlrabi, Paprika, Äpfel, Orangen, Säfte	Reis, Dinkel, Weizen, Grünkern, Bulgur, Voll-kornnudeln	Gemüse, Paprika, Zucchini, Pilze, Öle, Joghurt, saure Sahne	Joghurt, Quark, Banane, Obst

Mittagessen

Besonders wichtig ist der Rohkostanteil. Es ist also günstig, Salat zu essen. Er kann auch die Hauptspeise sein. Bitte nicht übertreiben! Einseitigkeit vermeiden! Wohlbefinden entscheidet! Hauptprinzip bei der Hauptmahlzeit: Vollwertige Kohlenhydrate, gemäßigt tierische Produkte.

Start	Haupt-mahlzeit	Beilagen	Sonstiges
Gemüse / Obst Salat Obstsaft, Gemüsesaft	Vollwertige Kohlenhydrate, Knäckebrot, Kartoffeln, Reis, Getreide, Vollkornnudeln	Gemüse jeder Art, Oliven, Avocados, eigelegte Tomaten, Antipasti	Statt Süßigkeiten lieber eigelegte Früchte / Obst, Ananas, Birnen, Kirschen

Abendessen

Das Abendessen sollte gemäßigt und vollwertig ausfallen. Mittelmeerkost! Wenig tierische Eiweiße.

Salat	Hauptspeise	Nachspeise
Grün, griechisch, alle Varianten	Schwerpunkt: Vollwertige Kohlenhydrate Vollkornnudeln, Vollreis, Getreide, Kartoffeln, Gemüse	Joghurt, Quark Bananen, Obst Vollwertkuchen / Vollwertgebäck

Zwischenmahlzeiten

Diese sollten, wenn möglich vermieden werden. Um eine Unterzuckerung zu vermeiden:

Obst	Gemüse	Vollwert	Sonstiges
Alles, was schmeckt	Knackiges Gemüse	Knäckebrot	Studentenfutter

Kapitel 6 *Ratschläge und Rezepte bei einem Mangel an Yang*

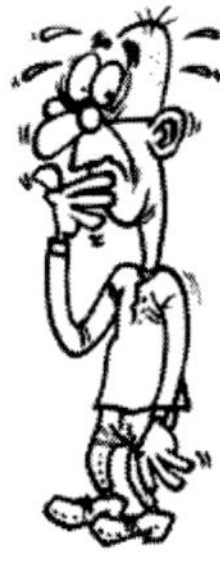

Das Yang steht in der TCM für unsere Körperwärme und für unsere Körperkraft. Nach den Regeln der TCM kann man feststellen, dass hier ein Mangel an Kraft und Wärme herrscht. Auf den folgenden Seiten bekommen Sie Ratschläge, wie man mit Hilfe der Ernährung diesen Zustand deutlich verbessern kann.

6.1 *Grundsätzliches*

Wichtig sind wärmende, leicht verdauliche Lebensmittel. Besonders anzuraten ist ein warmes Frühstück. Mittags sollte eine Kraftbrühe die Haupt- oder Vorspeise sein. Würzen Sie scharf oder trinken Sie wärmende Gewürztees. Bitte vermeiden Sie schwer verdauliche Vollkornbrote, zu viel Rohkost und saures Obst. Ernähren Sie sich überwiegend von „Kraftnahrung“ (siehe eigenes Kapitel).

Besonders günstige Lebensmittel

Lebensmittelgruppen

Saaten, Körner (Getreide, Ölsaaten, Hülsenfrüchte), gedünstetes Gemüse, Wurzelgemüse, Knollengemüse, Zwiebeln, Ei, helles Fleisch (Geflügel) und heller Fisch, reifes Obst, Kompotte, warme Fette.

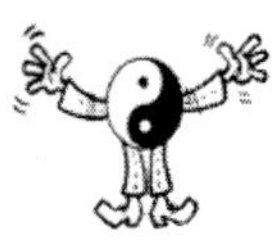

Günstige Lebensmittel

Hafer, Hirse, Dinkel, Amarant, Reis, Süßreis, Hülsenfrüchte, (vorgekeimte) Linsen, Kichererbsen, Bohnen, Butter, Mandeln, Kokos, Sesam, Sonnenblumenkerne, Walnüsse, Weizenkeime, Karotten, Zwiebeln, Fenchel, Lauch, Kürbis, Süßkartoffeln, rote Beete, Sellerie, Geflügel, Rind, heller Fisch, Krabben . Dazu leichtverdauliches, süßes, reifes Obst, wie Weintrauben, Melonen, Kirschen, Pfirsiche oder Kompotte.

Zubereitungsformen

Generell sollten Sie überwiegend warm essen. Kraftbrühen sollten sehr lange kochen, je nach Zutaten ein bis drei Stunden. Eine warme Kraftsuppe erweckt dann den Appetit auf frische Lebensmittel. Nach der Kraftbrühe wird man diese Lebensmittel auch gut verdauen können. Gemüse kann man leicht andünsten, das erhält die Vitamine. So ist Gemüse viel leichter verdaulich. Rohkost sollte nur in geringen Mengen verzehrt werden. Allgemein sind rote und weiche Gemüsesorten leichter verdaulich als grüne und harte. Also eignen sich hier besonders Cherrytomaten, reifer roter Paprika, Linsensprossen, junge Möhren. Die Ölsaaten können eingeweicht werden. Sie sind dann leichter verdaulich und enthalten mehr Vitalstoffe. Auch kann man Nüsse und Kerne anrösten, was die wärmende Wirkung verstärkt. Wenn Sie gerne Brot essen, so toasten Sie dieses. Es wird Ihnen schmecken und gut tun. Obst und Früchte sollten reif und süß sein. Auch Kompotte sind hervorragend geeignet.

Wer wenig Kraft hat, sollte leicht verdauliche Nahrung zu sich nehmen

Ungünstige Lebensmittel

Alles, was sehr sauer oder bitter ist, wirkt eher kühlend und ist daher ungünstig. Rohkost ist allgemein eher kühlend, besonders grüne und harte Sorten. Für schwerverdauliches Vollkornbrot benötigt der Körper viel Kraft und Zeit. Hafer- und Dinkelbrote sind leichter verdaulich als Roggenbrote. Unreifes Obst sowie saure Zitrusfrüchte sind nicht zu empfehlen. Das trinken von kaltem Wasser ist sehr ungünstig, da es das Yang verletzt. Trinken Sie lieber warme Gewürztees oder wenigstens warmes Wasser. Pellkartoffeln liegen lange im Magen, Kartoffelpüree ist viel leichter verdaulich.

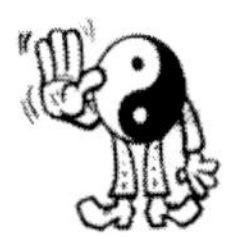

Tageszeiten, Appetit und Durst

Ein Mangel an Appetit bedeutet einen Mangel an Lebens-kraft!

Die Verdauungsdrüsen produzieren besonders am Vormittag ihre Säfte und Enzyme. Abends dagegen werden kaum noch Verdauungssäfte gebildet. Die Leber bereitet sich abends auf ihre Entgiftungsarbeit vor. So ist das Frühstück von höchster Bedeutung. Sinnvoll ist es, morgens den Appetit anzuregen und ihn abends eher zu bremsen. So können unsere Bauchorgane ihrem ureigenen Rhythmus folgen. Gesundheit lässt sich dann schwer vermeiden. Den Appetit regt man hier sinnvollerweise an, indem man viel kaut oder Gewürztees trinkt. Versuchen Sie einen reifen Apfel als Start oder einen Gewürztee vor dem Frühstück. Liebe figurbewusste Damen- und Herrenwelt! Bitte beachten Sie, dass ein Mangel an Appetit einen Mangel an Lebenskraft bedeutet. Bestimmt wird man ohne Appetit nicht dünn, sondern krank! Mehr Appetit heißt mehr Stoffwechsel, mehr Verbrennungsvorgänge. Wenn man zur richtigen Zeit die richtigen Dinge isst, wird man sein Wunschgewicht gesund und fröhlich erreichen!

Gewürze, Tees

Gewürze und Heilpflanzen regen besonders die Stoffwechselorgane an. Hier sind besonders wärmende und kräftigende Gewürze gefragt. Allgemein sollte man versuchen, schärfer zu würzen. Besonders günstig sind scharfe und süße Mittel. Zimt, Ingwer, Fenchel, Anis, Kümmel, Süßholz aber auch Meerrettich, Senf, Chili und Pfeffer wärmen und regen den Stoffwechsel an.

6.2 Tagesplan mit Rezeptvorschlägen

Frühstück

Morgens und bis mittags werden die meisten Verdauungssäfte gebildet. Nachts soll die Leber in Ruhe arbeiten können. Deshalb hat das alte Sprichwort immer noch seine Berechtigung: „Frühstücke wie ein König, iss zu Mittag wie ein Edelmann und iss zu Abend wie ein Bettler." Es macht also Sinn, morgens den Appetit anzuregen und abends deutlich weniger zu essen. So werden Sie die Kraft, die in der Nahrung steckt, auch erhalten. Ein Ernährungstherapeut gab hierzu folgende Weisheit zum Besten:
„Es heißt ja: *Man ist, was man isst.* Das ist nur die halbe Wahrheit. Ergänzend muss es heißen: *Man ist was man verdaut*. Denn was helfen einem die gesündesten Lebensmittel, wenn man diese unverdaut wieder ausscheidet."

Früstücke wie ein König, aber iss zu abend wie ein Bettler!

Gewürztee oder reifes Obst als „Vorspeise"

Um die Verdauungsorgane „anzukurbeln" und den Organismus zu wärmen sind würzige, scharfe Tees oder Gewürztees hervorragend geeignet. Zimt, Ingwer, Fenchel, Kümmel, Anis, Kardamon. Reifes Obst, langsam gekaut, regt die Verdauungsorgane an. Auch eine frische Möhre ist günstig.

Gewürze wie Zimt, Anis oder Fenchel wärmen von innen heraus

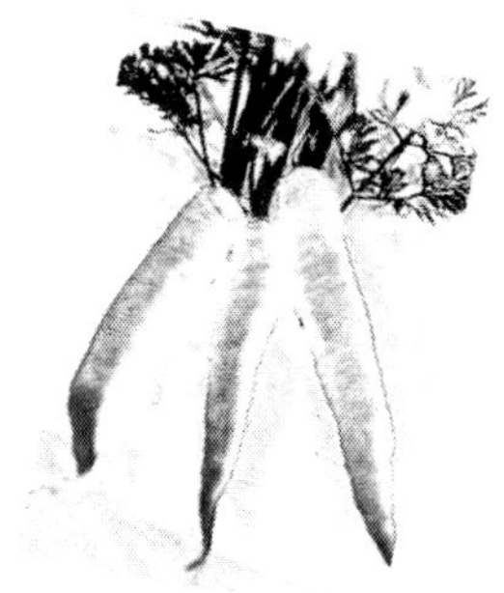

Für ein warmes Frühstück hier einige Rezeptvorschläge:

Lecker Hirse, süß mit Mandeln, Kokosflocken und Honig

Zutaten: 1 Person
40 g Hirse, 230 ml Wasser, 1 EL Mandelsplitter,
1 EL Rosinen, 1 EL Kokosflocken, Honig, Zimt, Ingwer,
eine kleine Prise Salz, etwas Butter

Zubereitung

Hirse in Wasser 25 min kochen, Mandeln, Kokosflocken und Rosinen ca. 5 min vor Ende der Garzeit einheben, mit Honig, Butter und Gewürzen abschmecken.

Variationen

Sie können statt Wasser auch Reis- oder Hafermilch nehmen. Achtung: Hirse und andere Saaten benötigen je nach Größe oder Körnung unterschiedlich lange, bis sie gar sind. Kleinkörnige Hirse benötigt ca. 15 Minuten, größere Sorten entsprechend länger.

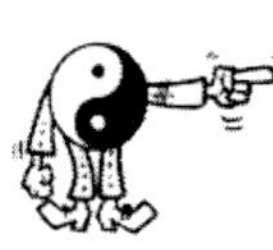

Hirse	Rosinen	Butter	Mandeln	Zimt
Hafer, Quinoa, Amarant, Reis, Dinkel	(Getrocknete) Äpfel, Kirschen, Bananen, Pfirsiche	Olivenöl, Sahne, Sesamöl, Sojaöl, Walnussöl	Sonnenblumenkerne, Nüsse, Walnüsse, Cashewkerne, angeröstet	Anis, Fenchel, Kardamon, Muskat, Vanille

Exquisites Quinoa, herzhaft mit Paprika und Fenchel

Zutaten: 1 Person:
30 g Quinoa, 200ml Wasser, 80 g rote Paprika, 80 g Fenchel, 50 g Zwiebel, Butter, Salz, Pfeffer, 1 TL Gemüsebrühe, Schnittlauch, 1 EL Creme fraiche

Zubereitung
Quinoa mit Wasser und Gemüsebrühe körnig vorkochen (20min). Gemüse kleinschneiden, Fenchel und Zwiebeln in der Pfanne mit Butter andünsten, am Schluss die Paprika dazugeben (dann hat sie noch Biss), das vorgegarte Quinoa und die Gewürze mit etwas Wasser mitdünsten, die Gewürze mitgeben, 5 min ziehen lassen, fertig.

Variationen
Sie können Quinoa und Gemüse auch in einem Topf zusammen kochen. Sie können auch Fleisch oder Fisch dazugeben. Am besten Fleisch / Fisch separat in einer Pfanne leicht anbraten und dazu servieren.

Quinoa	Gemüse	Fette / Öle	Gewürze
Hirse, Amarant, Reis, Dinkel	Auberginen, Pilze, Bohnen, Erbsen, Brokkoli	Olivenöl, Sahne, saure Sahne	Salz, Pfeffer, Meerrettich, Brühe, Schnittlauch

Vollkornbrot

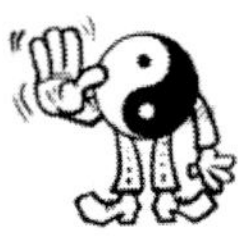

als Frühstück ist nicht optimal, da es eher schwer verdaulich ist. Wenn Sie dennoch Vollkornbrot wählen, dann ziehen Sie leicht verdauliche Brote aus Hafer oder Dinkel vor. Essen Sie nicht zu viel davon. Toasten Sie das Brot und essen Sie es am Besten mit Butter und Honig. So haben Sie immer noch eine warme Kraftnahrung.

Müsli

ist in Ordnung, wenn es nicht überzuckert ist und nicht zu viele Ballaststoffe enthält. Günstig sind Hafer, Dinkel, Hirse, Reis. Günstig ist es auch, die Zutaten anzurösten oder zu kochen. Also auch die Nüsse, die hier gut passen. Rosinen kann man vorher einweichen. Verdünnen Sie die Milch oder nehmen Sie Hafer- oder Reismilch zum Müsli. Würzen nicht vergessen.

Zu viele Vollkornprodukte können leicht die Verdauung überfordern

Vermeiden Sie alles, was eher schwerverdaulich ist, also saure Rohkost, Hartkäse, Roggenvollkornbrot, fettige Kost. Auch weißes Mehl und Zucker wird sie schwächen und nicht kräftigen.

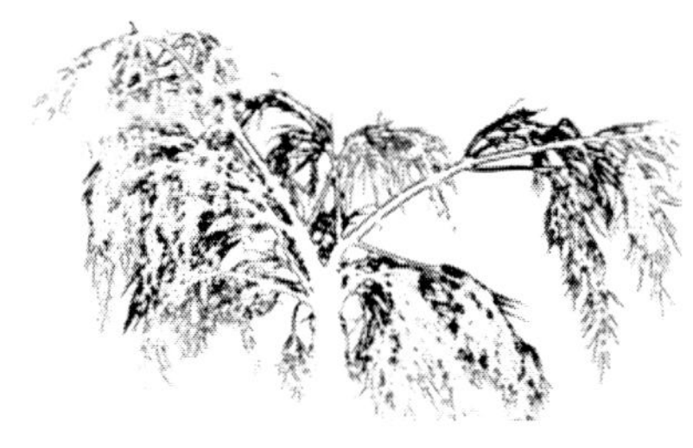

Mittagessen

Als Vor- oder Hauptspeise rate ich sehr zu einer Kraftbrühe oder einem Eintopf. Klassischerweise ist diese eine Fleischbrühe. Aber es soll hier eine eher kleine Menge Fleisch oder Fisch in die Suppe. Auch Gemüse und Getreidesuppen wirken hervorragend, wenn man sie nur lange genug kocht. Tierische Eiweiße bringen halt am meisten Körperwärme und bauen Blut und Säfte auf. Sie schleimen aber auch. Man benötigt nicht unbedingt tierische Eiweiße. Ich rate Vegetariern aber, sich größtenteils warm zu ernähren, wenigstens in der kalten Jahreszeit.

In früheren Zeiten wusste man noch um die Kraft von Suppen

<u>Rindfleischbrühe mit Champignons und rotem Paprika</u>

Zutaten: 2 Personen

Eine kleine Beinscheibe, 100 g Zwiebeln, Suppengrün (Sellerie, Möhren, Petersilie), 1 Lorbeerblatt, Salz, Pfeffer, 80 g Champignons, 100 g rote Paprika, frischer Schnittlauch.

Zubereitung

Die Beinscheibe waschen, zusammen mit den Zwiebeln und dem Suppengrün und dem Lorbeer in einem größeren Topf mit Wasser bedecken und ca. 2 Stunden köcheln lassen. Danach die Beinscheibe herausholen und nur die Bestandteile davon zurück in die Suppe geben, die man gerne essen möchte. Je nachdem, wie dick die Suppe sein soll, mit Wasser auffüllen. Die geschnittenen Champignons und roten Paprika hineingeben und ca. 5 – 10 Minuten nochmals köcheln lassen, mit Salz und Pfeffer würzen, mit dem geschnittenen Schnittlauch garnieren und servieren.

Varianten

Sie können auch ein Suppenhuhn nehmen. Dies ist oft aber zu fettig und zu umfangreich. Hühnerklein ist besser zu portionieren. Auch ein Putenschnitzel gibt Energie. Versuchen Sie auch mal Getreide mit zu kochen. Günstig sind Hafer, Hirse, Dinkel oder Reis. Auch Hülsenfrüchte wie Bohnen oder Erbsen schmecken darin sehr lecker. Denken Sie daran, Hülsenfrüchte wenigstens über Nacht einzuweichen. Wenn Sie auf Fleisch verzichten möchten, sollten Sie statt Fleisch vermehrt Hülsenfrüchte, Wurzelgemüse und Körner wie Hafer oder Reis verwenden.

Nehmen Sie nicht zu große Mengen an Fleisch

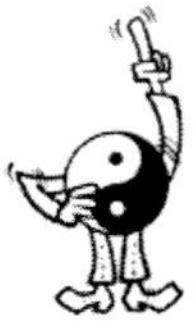

Sie benötigen dann auch etwas mehr Fett (Butter), da Hülsenfrüchte eher trocknen. Vegetarier, die frieren, sollten versuchen, sich konsequent warm zu ernähren und nur wenig Rohkost zu essen.

Beinscheibe	Zwiebeln	Sellerie	Frisches Gemüse	Gewürze
Geflügel, Kalb, Hammel, Wild, Fisch	Lauch, Knoblauch	Fenchel, Kohl, Kartoffeln, Rettich	Zucchini, Pilze, Spargel, Blumenkohl, Brokkoli	Nelken, Meerrettich, Senf, Kümmel, Ingwer

<u>Zwiebelsuppe mit Ei und altbackenem Brot und Käse</u>

Zutaten: 1 Person

150 g Zwiebeln, ½ Gemüsebrühwürfel, 250 ml Wasser, Salz, 1 Ei, Olivenöl, Butter, 1 Msp Pfeffer, Salz, 2 EL Weißwein, 1 Brotscheibe, 2EL geriebener Emmentaler, Schnittlauch

Zubereitung

Zwiebeln kennt man in vielen Kulturen als Kraftmittel

Die Brotscheiben würfeln und mit Olivenöl in einer Pfanne anrösten. Die Zwiebeln in Ringe schneiden, Zwiebeln ca. 2 min in der Butter glasig anbraten. Die Zwiebeln mit Brühe übergießen und 15 Minuten kochen lassen, das Ei in einer Tasse rühren, Ei langsam in die Zwiebelsuppe einrühren und ca. 3 Minuten stocken lassen. Weißwein einrühren. Die Suppe in den Teller geben, dabei das Brot auf die Suppe legen, Käse und Schnittlauch aufstreuen.

Variationen

Zwiebeln	Brühe	Eier	Butter	Gewürze
Lauch, Sellerie	Fleischbrühe, Fischbrühe, Gemüsebrühe	Saure Sahne, Sahne, Haferflocken	Olivenöl, Nussöle	Petersilie, Oregano, Schnittlauch, Sojasoße

Erbseneintopf mit Paprika, Reis und Sesam

Zutaten: 1 Person
25 g grüne Erbsen, 250 ml Wasser, 1 TL Brühe, 50 g Zwiebeln, 30 g Langkornvollreis, 70 g rote Paprika, 1 EL gerösteter Sesam, 1 Scheibe Sellerie, 50 g Feta, Petersilie, Salz, Pfeffer

Zubereitung

Erbsen über Nacht einweichen, abgießen, mit dem Reis und dem Sellerie zusammen in der Brühe ca. 40 Minuten kochen. Paprika in grobe und die Zwiebeln in kleine Würfel schneiden, mit dem Sesam in einer Pfanne in Butter andünsten, mit dem gewürfelten Schafskäse zusammen in den Eintopf einfüllen, gut umrühren und nochmals 5 Minuten ziehen lassen. Mit Petersilie und noch etwas Sesam garnieren und servieren.

Wenn man Hülsenfrüchte lange kocht, sind diese Powermittel, die sogar schlank machen

Variationen

Erbsen	Reis	Zuccini	Sesam	Gewürze
Bohnen, Kichererbsen, Linsen	Dinkel, Hafer, Quinoa, Hirse	Gemüse nach Laune, Möhren, Kohl, Auberginen	Walnüsse, Pistazien, Sonnenblumenkerne	Meerrettich, Curry, Chili, Kümmel, saure Sahne

Beachten Sie bitte, dass verschiedene Reissorten unterschiedliche Kochzeiten haben. Auch die Menge an der benötigten Flüssigkeit ist verschieden. Wenn Sie Bohnen dabei haben wollen, macht es unter Umständen Sinn, diese vorzukochen, da einige Sorten bis zu einer Stunde kochen müssen. Linsen sind schneller fertig als Erbsen.

Gedünsteter Seelachs mit Brokkoli und Tomaten in Meerrettichsauce auf Salzkartoffeln

Zutaten: 1 Person
70 g Brokkoli, 100 g Tomaten, 1 TL Brühe, 50 ml Wasser,
100 g Seelachs, Butter; 150 g Kartoffeln, Salz und Pfeffer.
Meerrettichdip: 10 g Meerrettich, 1 EL Creme fraiche,
2 EL Joghurt, 1 Msp Knoblauchsalz, 10 g Stärke (z.B. Maismehl)

Heller Fisch ist sehr leicht verdaulich

Zubereitung
Brokkoli (nicht zu) klein schneiden, Tomaten vierteln, die Butter in einem weitem Topf oder Bräter erhitzen, Brokkoli und Tomaten ca. 2 Minuten andünsten, 50 ml Gemüsebrühe beigeben, dann den Fisch darauf legen, mit Salz und Pfeffer bestreuen, die Soße gleichmäßig darüber geben und ca. 15 Minuten dünsten lassen. Kartoffeln schälen, in grobe Würfel schneiden, 10 min in Salzwasser kochen und alles zusammen servieren.
Meerrettichdip: Die Zutaten kurz unter ständigem Rühren aufkochen.

Variationen

Seelachs	Brokkoli	Tomaten	Meerrettich	Kartoffeln
Kabeljau, Pangasius, Scholle, Thunfisch	Blumenkohl, Möhren, Rosenkohl, Auberginen, Fenchel	Champignons, Austernpilze, Zucchini	Senf, Sojasoße	Bulgur, Quinoa, Reis, Süßkartoffel, Nudeln

Nachspeisen

Wenn möglich warm, würzig und leicht verdaulich, ohne Fett und Zucker. Hier einige leckere Vorschläge:

Apfelkompott mit Zimt, Honig und Pistazien

Zutaten: 1 Person
1 großer Apfel oder fertiges Kompott, Zimt, Nüsse, Honig

Zubereitung

Apfel in Stücke schneiden, 5-10 min dünsten, mit Zimt und Honig würzen, mit gehackten Pistazien überstreuen.

Variationen

Äpfel	Zimt	Pistazien	Honig
Birnen, Pfirsiche, Kirschen, Aprikosen	Vanille, Anis, Kardamon, Muskat, Ingwer	Walnüsse, Sesam, Kürbis-kerne, Cashewkerne	Ahornsirup, Agavensaft, Rübensirup

Nachspeisen kann man gut mit Zimt, Vanille oder anderen aromatischen Gewürzen verfeinern

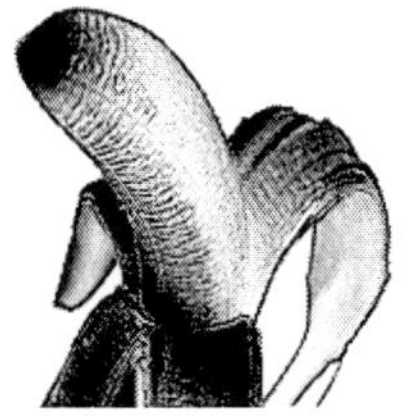

Abendessen

Bevorzugen Sie ein leicht verdauliches Abendessen, essen Sie kleine Mengen. Das Abendessen kann dem Frühstück oder Mittagessen ähnlich sein, nur eben nicht so umfangreich. Essen Sie nicht zu spät! Wenn Sie kalt essen, so sind folgende Nahrungsmittel günstig: Reiswaffeln, Knäckebrot, pflanzliche Brotaufstriche, Kompotte, Cherrytomaten, kalter Braten, Krabben, Frischkäse, eigelegte Paprika oder Spargel, Butter.

Warme Getränke verhindern ein Auskühlen (dies würde Sie erneut schwächen).

Hier einige Vorschläge:

Tomatensaft mit Salz und (Chili)pfeffer
Statt Tomatensaft können Sie Karottensaft, rote Beete, Gemüsesaft nehmen.

Warmer Traubensaft mit Ingwer oder Zimt
Statt Traubensaft können Sie auch Holundersaft, Apfelsaft, Birnensaft, Bananensaft oder andere Frucht- oder Obstsäfte nehmen. Sie können auch noch Honig hinzufügen.

Vermeiden Sie ein schweres, kaltes Abendessen

Warme Hafermilch, mit Salz und Pfeffer oder mit Zimt / Ingwer
Sie können auch Reismilch oder verdünnte Milch nehmen. Auch hier können Sie Honig beigeben.

Sehr günstig ist eine kleine warme Mahlzeit
Versuchen Sie, auch abends warme Speisen und / oder Getränke zu sich zu nehmen. Einige Beispiele:

Kartoffelpüree mit Möhren und Sesam

Zutaten: 1 Person
100 g Möhren, 150 g Kartoffeln, 40 g Lauch, 1 EL Butter, 1 TL Agavensaft, 1 EL Sesam, geschrotet und geröstet, 70 ml Milch, etwas Muskatnuss, Kräutersalz.

Zubereitung
Kartoffeln schälen und in Salzwasser 20 min kochen, abschließend grob stampfen, Butter und Milch dazugeben, mit Muskat und Kräutersalz abschmecken. Möhren säubern, evtl. schälen, und mit dem geschnittenen Lauch in einen Topf geben, in den Sie vorher etwas Butter geschmolzen haben, ca. 10 min andünsten. Mit Agavensaft, Salz und Pfeffer würzen, nochmals mit etwas Gemüsebrühe 10 min ziehen lassen. Den gerösteten Sesam darüber streuen.

Variationen
Versuchen Sie als Variante Süßkartoffeln und anderes Gemüse.

Schneller Tomatentopf mit Brotwürfel

Zutaten: 1 Person
200 g Tomaten, eine kleine Zwiebel, Butter, Basilikum, 2 EL saure Sahne, Kräutersalz, Pfeffer, 1 Scheibe altbackenes Brot

Gedünstetes Gemüse ist leichtverdaulich und baut Säfte auf

Zubereitung
Tomaten vierteln, (wenn Sie die Haut stört, blanchieren), in einem Topf mit etwas Butter, zusammen mit der gewürfelten Zwiebel 10 min andünsten, mit Sahne und Gewürzen abschmecken und das getoastete, gewürfelte Brot darüber streuen.

Sie können statt Tomaten auch Pilze, Auberginen oder Zucchini nehmen. Wenn Sie wollen, können Sie das Gemüse auch pürieren.

Leichte Nachspeisen

Gedünstete Birnen mit Eierlikör und Haselnusssplittern

Zutaten:
1 Birne, Eierlikör, Haselnusssplitter, 50 ml Hafermilch

Kompotte, leicht gewürzt, sind optimale Nachspeisen

Zubereitung
Birne vierteln, entkernen und in einen Topf mit der Hafermilch fünf Minuten dünsten, in eine Schale geben, mit dem Eierlikör und den Haselnusssplittern bestreuen.

Zwischenmahlzeiten

Nicht zu viele Zwischenmahlzeiten, wenn möglich, ganz darauf verzichten, leichtverdauliches Obst, Säfte, Reis-oder Hafermilch, etwas Knäckebrot, würzige Tees mit Honig.

Letzte Anmerkungen und Ratschläge

Diese Rezepte sind Richtlinien und Vorschläge. Sie können diese variieren, so dass es Ihrem Geschmacksempfinden und Gewohnheiten entspricht. Eine Ernährungstherapie sollte niemals dogmatisch sein. Versuchen Sie sich an die Grundregeln zu halten, das ist wichtiger als einzelne Lebensmittel. Wenn Sie gerne ohne Rezepturen arbeiten oder diese selbst entwickeln wollen, so ist dies kein Problem. Sollten Sie weitere Rezepturen suchen, so beachten Sie unsere Literatur- und Internethinweise. Alleine auf der Seite von „Schrot und Korn" finden Sie hunderte Rezepte, die Sie gemäß den hier gegebenen Richtlinien anwenden oder verändern können.

Wir wünschen Ihnen eine gute Gesundheit und einen guten Appetit!!

6.3 *Yang-Mangel / Überblick*

Frühstück

Als „Vorspeise" ein wärmender Gewürztee, z. B. Zimt, Anis, Ingwer, Kümmel, Fenchel.

Variante gekochtes Getreide, süß

Getreide	Früchte / Obst	Ölsaaten	Flüssigkeit	Gewürze
Hirse, Hafer, Quinoa, Reis, Dinkel, Amarant	Rosinen, Birnen, Kirschen, Pfirsiche, Äpfel	Walnüsse, Kokos, Sonnenblumenkerne, Mandeln, Nüsse, Sesam	(verdünnte) Milch, Hafermilch, Reismilch	Zimt, Anis, Ingwer, Kardamom,

Variante gekochtes Getreide, herzhaft

Getreide	Gemüse	Ölsaaten	Flüssigkeit	Gewürze
Hirse, Hafer, Quinoa, Reis, Dinkel, Amarant	Zwiebeln, Lauch, Fenchel, Möhren, Sellerie, und was schmeckt	Walnüsse, Kokos, Sonnenblumenkerne, Mandeln, Nüsse, Sesam	Wasser, (verdünnte) Milch, Hafermilch, Reismilch	Pfeffer, Chili, Meerrettich, Senf, Curry

Müsli

mit Hafer, Dinkel, Hirse, warm, mit angerösteten Saaten, eingeweichten Rosinen, Zimt in verdünnter Milch oder Reis- bzw. Hafermilch. Getoastetes Brot, am besten Hafer oder Dinkel, mit Butter und Honig, nicht zu viel Vollkorn!

Mittagessen

Kraftsuppe (als Vor- oder Hauptspeise)

Fleisch / Fisch	Gemüse	Getreide	Ölsaaten	Gewürze
Huhn, Rind, Hammel, Fisch	Zwiebeln, Lauch, Fenchel, Möhren, Sellerie, Pilze, Zucchini, Kartoffeln	Hirse, Hafer, Quinoa, Reis, Dinkel, Amarant	(Geröstete) Sonnenblumenkerne, Mandeln, Nüsse, Sesam	Pfeffer, Chili, Meerrettich, Senf, Curry, Salz

Hauptspeise

Leichtverdauliches Essen, nicht zu große Portionen. Gut sind Aufläufe, Gebackenes, Gedünstetes, helles Fleisch, Fisch, evtl. Ei, gedünstetes Gemüse, Lasagne, Chili con Carne, Getreide, Nudeln, Reis, Kartoffeln, Kartoffelpüree. Kräftige, würzige Soßen, durchaus scharf würzen.

Nachspeise

Warmes Obst / Kompott mit Früchten, Honig und gerösteten Ölsaaten mit scharfen Gewürzen.

Abendessen

Leicht, warm, nicht zu viel, evtl. noch mal eine Suppe. Das Abendessen kann dem Frühstück oder dem Mittagessen ähnlich sein, nur die Menge sollte geringer sein. Leichtes Knäckebrot, Reiswaffeln, Kartoffelpüree, gedünstetes Gemüse. Warmes Obst / Kompott mit Früchten und gerösteten Ölsaaten.

Zwischenmahlzeiten

Leichtverdaulich, süß, saftig, gut gewürzt, kleine Mengen. Süßes, reifes Obst, Kompotte, warme Säfte, gebackene Bananen, leichtes Knäckebrot.

Kapitel 7 Ratschläge und Rezepte bei einem Zuviel an Yin

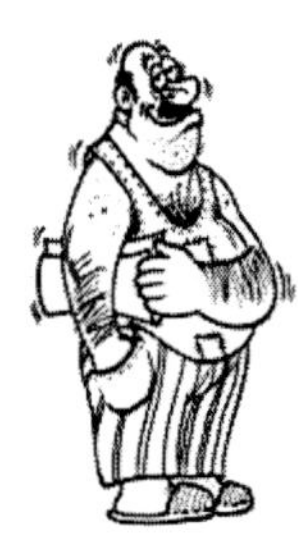

Das Yin steht in der TCM für unsere Körpersäfte und das Körpergewicht. Nach den Regeln der TCM kann man feststellen, dass sich hier die Säfte leicht stauen und dass sich der Organismus schwer tut, zu entgiften, was dann zu einer Neigung zu Übergewicht führt. Auf den folgenden Seiten bekommen Sie Ratschläge, wie man mit Hilfe der Ernährung diesen Zustand deutlich verbessern kann.

7.1 Grundsätzliches

Nachts soll das Blut in die Leber fliessen

Hier neigt der Organismus dazu, Stoffe festzuhalten. Dadurch ist die Entgiftung ein großer Schwachpunkt. Für die Entgiftung ist hauptsächlich die Leber zuständig. Diese Entgiftungsprozesse finden besonders nachts statt. Deswegen sollte das Blut in dieser Zeit in die Leber fließen. Wenn Sie abends (zu viel) essen, fließt das Blut nicht in die Leber sondern in die Verdauungsorgane, also in den Magen, den Darm und in die Bauchspeicheldrüse. Statt zu entgiften, muss die Leber erst die ankommenden Nährstoffe verarbeiten. Dies hat zur Folge, dass man dann morgens keinen Appetit hat. Das Frühstück fällt dadurch meist aus. Abends hat man dann Hunger. Wichtig ist es, aus diesem Kreislauf herauszukommen. Deshalb ist das Abendessen von größter Bedeutung. Essen Sie abends nur leicht verdauliche, entgiftende Lebensmittel, essen Sie abends so wenig wie möglich. So werden Sie morgens und tagsüber mehr Appetit haben. Hier können Sie mengenmäßig sogar mehr essen, es wird Ihnen nicht schaden. Es geht bei Ihnen mehr darum, zu welchen Uhrzeiten Sie essen. Wie viele Kalorien Sie essen, spielt nicht die einzige Rolle! Versuchen Sie morgens leichtes Obst oder Gemüse zu essen. Insgesamt benötigen Sie Lebensmittel, die entgiftend und entwässernd wirken. Also viel Gemüse und „trockene" Nahrung wie Knäckebrot, damit ihre Säfte in Schwung kommen. Dann stimmt auch Ihre „Bilanz" wieder. Es kommen mindestens so viele Stoffe aus der Zelle heraus, wie auch hineingekommen sind.

Besonders günstige Lebensmittel

Lebensmittelgruppen

Gemüse, Obst, Kartoffeln, Hülsenfrüchte, ballastreiche Vollkornprodukte, Knäckebrot, entgiftende, entwässernde Lebensmittel, „trockene" Nahrungsmittel, hochwertige Pflanzenöle, scharfe und bittere Gewürze.

Günstige Lebensmittel

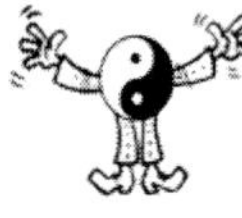

Hirse, Mais(mehl), Maisnudeln, Polenta, Vollkornbrot, ballastreiches Knäckebrot, Quinoa, Amarant, Bulgur, Dinkel, Kartoffeln, Bohnen, Erbsen, Kichererbsen, Linsen, Tofu, Spargel, Paprika, Auberginen, Zucchini, Spinat, Pilze, Kohlsorten, Sauerkraut, Salate, Zwiebeln, Lauch, Rettich, Sellerie, Tomaten, alle Beeren und Früchte, Ananas, Äpfel, Birnen, Orangen, Trockenobst, Oliven(öl), Avocados.

Zubereitungsformen

Wichtig ist, dass Sie viel kauen, das bringt die Säfte in Bewegung. Deshalb sind alle „trocknenden" Lebensmittel gut. Versuchen Sie Knäckebrot, Kräcker, Zwieback, getrocknetes Obst und Trockenfrüchte. Wenn Sie Suppen oder Eintöpfe machen, geben Sie grob gewürfelte Möhren, trockene Brotwürfel oder ähnliches in die Suppe. So trinken Sie die Suppe nicht und werden auch deutlich langsamer essen. Sie können ihr Essen auch länger genießen! Essen Sie ballaststoffreiche Nahrung, das fördert die Darmtätigkeit und die Entgiftung. Also Vollkornbrot und Vollwertprodukte. Geben Sie kleiehaltige Ballaststoffe in Ihre Suppen, Eintöpfe, und andere Gerichte. Wenn Sie abends Hunger haben, kochen Sie Pellkartoffeln als Beilage oder als Hauptgericht. Die Flüssigkeit, die man bräuchte, um daraus Kartoffelpüree zu machen, muss so Ihr Körper beisteuern. Bitte bedenken Sie: Sie haben mehr Säfte als genug, diese sind nur zu wenig im Umlauf! Würzen Sie scharf und bitter. Gut sind Meerrettich, Senf, Petersilie, Rosmarin, Kümmel, Curry, Paprika, Pfeffer. Ein kleiner Tipp für Soßenfans: Wenn Sie Ihre Soßen mit Maismehl oder Hirseflocken andicken, wird nur die Soße dick! Hirse, auch Mais, ziehen Wasser aus dem Gewebe, wirken entgiftend, während weißes Mehl und Stärke ungünstig sind, weil sie Mineralien entziehen und verschlackend wirken.

Ganz entscheidend ist, dass die Säfte in Bewegung kommen

Ungünstige Lebensmittel

Sie haben ein „Bilanzproblem": Es kommen mehr Stoffe in Ihre Zellen hinein, als welche wieder herauskommen. So entsteht Ihr gestauter Zustand. Deshalb sind alle Lebensmittel schlecht, die Stoffe schnell und direkt in die Zellen ziehen und dort speichern: Zucker, weißes Mehl, tierische Eiweiße, besonders Fleisch und Käse. Vermeiden Sie auch stark gezuckerte Getränke. Auch die biologischen Limonaden enthalten Unmengen an Zucker. Allgemein sollten Sie zu viele Fette meiden. Alle klassischen Aufbaumittel wie Hafer, Hartkäse oder Eier sind ungünstig. Sie können deutlich mehr essen, wenn Sie nur die richtigen Lebensmittel wählen.

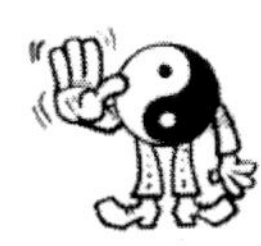

Tageszeiten, Appetit und Durst

Sie gehören zu den Menschen, die aufgrund Ihrer Veranlagung besonders auf unsere modernen Lebensbedingungen achten müssen. Das alte Sprichwort sagt: „Frühstücke wie ein König, iss zu Mittag wie ein Edelmann und iss zu Abend wie ein Bettler." Morgens und bis mittags werden die meisten Verdauungssäfte gebildet. Nachts soll die Leber in Ruhe arbeiten können. Wie bereits erwähnt, ist deshalb das Abendessen bei Ihnen das wichtigste Thema. Wenn Sie schnell abnehmen wollen, versuchen Sie mal einige Zeit auf das Abendessen ganz zu verzichten. Leiden tut die Psyche (aber auch nur abends!), dem Körper wird es sehr gut gehen. Dabei ist es wichtig zu verstehen, dass Sie tags über mengenmäßig sogar mehr essen können, als Sie das vorher insgesamt getan haben. Versuchen Sie deshalb unbedingt diesen Kreislauf von „morgens kein Appetit, abends Hunger" zu durchbrechen. Sie sollten deshalb sogar versuchen, morgens den Appetit anzukurbeln. Essen sie rohe Möhren oder sonstiges knackiges Obst oder Gemüse, das bringt ihre Verdauungssäfte in Schwung. Essen Sie sich mittags satt. Noch ein Wort zum Durst: Menschen, bei denen sich die Säfte stauen, haben meist wenig Durst, da das Gewebe ja schon mit Flüssigkeiten aufgefüllt ist. Meist empfiehlt man solchen Personen, trotzdem viel zu trinken, da dann „die Nieren gut arbeiten können". Es wird dabei nur übersehen, dass das Wasser, das getrunken wird, nur noch mehr eingelagert wird und die Nieren erst nach langer Zeit erreicht.

Vormittags bildet der Körper Verdauungssäfte, nachts entgiftet die Leber

Wenn also jemand keinen Durst hat, so ist es doch logisch, dass das Ziel sein muss, Durst zu bekommen. Denn dann trinkt man ja von selbst mehr Flüssigkeit. Und man handelt nicht gegen sein Gefühl. Wenn Sie entwässernde Lebensmittel wie die Hirse essen, werden Sie Durst bekommen und mehr trinken. Dann freuen sich die Nieren, der Kunde und der Arzt.

Gewürze, Tees

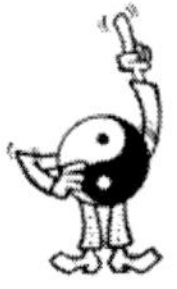

Generell regen Gewürze die Verdauungsdrüsen an. Deshalb sollten Sie tagsüber gerne und viel würzen und diese abends eher vermeiden. Sie kurbeln damit Ihren Appetit an. Salz sollten Sie als Gewürz eher meiden. Alle scharfen und bitteren Gewürze und Tees sind günstig: Meerrettich, Senf, Kümmel, Curry, Oregano, Currysorten.

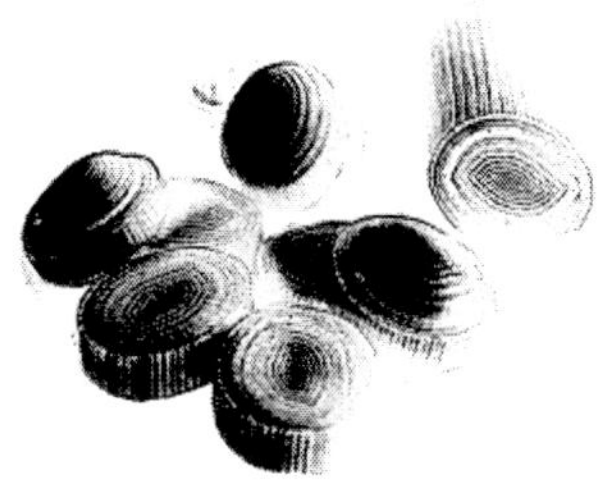

7.2 Tagesplan mit Rezeptvorschlägen

Frühstück

Es macht Sinn, etwas knackige Rohkost zu essen, die man gut kauen muss. Dies wird Ihren Appetit anregen. Bitte verstehen Sie, dass es gesund ist, wenn man morgens Appetit hat. Andersherum ist es ungesund! Wenn Sie morgens nicht frühstücken, werden Ihre Zellen bald Hunger haben. Wenn Sie dann essen, werden diese Zellen alles aufnehmen, was sie bekommen können. Sie werden alles speichern, was nicht sofort verbraucht wird. Dies wirkt sich ähnlich aus, wie der Jojoeffekt nach Diäten. Nur dass Sie diesen Jojoeffekt dann jeden Tag haben werden! Wenn Sie Hunger haben, so essen Sie sich satt. Sie müssen aber nicht unbedingt frühstücken, solange Sie abends wirklich wenig und leichtverdauliche Sachen essen. Günstig sind Vollkornprodukte oder ein warmes Frühstück

Wer zu wenig frühstückt, verursacht einen täglichen Jojoeffekt

Variante Vollkornbrot, Knäckebrot, Reis- oder Maiswaffeln

Nehmen Sie als Grundlage Ihres Frühstücks Vollkornbrot. Wenn Sie wollen, können Sie es auch toasten. Versuchen Sie pflanzliche Brotaufstriche und auch mal Tofu. Hier einige Vorschläge für Ihre Brotbeläge:

Vollkornbrot mit Tofu(aufstrich), Gurke und Pfeffer
Vollkornbrot mit Frischkäse, Chicoreeblättern und Meerrettich
Vollkornbrot mit Olivenaufstrich, Paprika und Curry
Vollkornbrot mit Sesammus und Honig

Versuchen Sie pflanzliche Aufstriche, Avocados, oder Obst wie Melonen oder Ananas, würzen Sie mit aromatischen Gewürzen wie Oregano, Senf, Meerrettich, reduzieren Sie tierische Eiweiße.

Es ist ein gutes Zeichen, wenn Sie morgens mehr Appetit bekommen!

Nachspeise zum Frühstück

Versuchen Sie Joghurt, am besten mit Obst oder Früchten wie Erdbeeren, Kirschen, Orangen. Auch eigelegtes Obst ist gut.

Variante Müsli

Bitte beachten Sie, dass Hafer ein Aufbaumittel ist. Morgens kann man ihn verwenden, abends rate ich davon ab. Günstig sind Amarant, Mais („Vollkorn" Cornflakes), Dinkel, Hirse(flocken). Die Wirkung von Müsli hängt sehr von den Zutaten ab. Versuchen Sie, das Müsli wirklich zu kauen und nicht zu trinken. Variieren Sie Ihre Zutaten. Hier einige Möglichkeiten:

Dinkelcrunchy mit Mandelsplittern und Joghurt
Cornflakes mit Rosinen und Walnüssen
Frischkornmüsli mit Apfelwürfeln und Quark

Variante warmes Frühstück

Ein warmes Frühstück macht wirklich Sinn. Versuchen Sie einmal mit Hirse zu kochen. Sie zieht überschüssiges Wasser aus dem Körper, regt die Verdauung an, kräftigt das Bindegewebe.

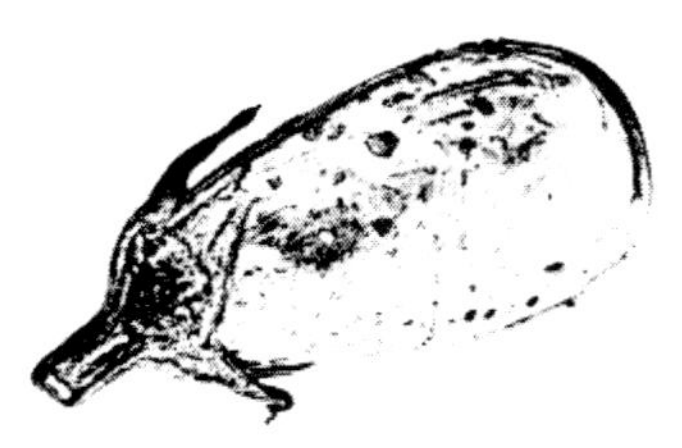

Herzhafte Hirse mit Champignons, grünem Paprika, Frischkäse und Sesam

Zutaten 1 Person:
40 g Hirse, 220 ml Wasser, 50 g Champignons, 60 g grüner Paprika, 50 g Zwiebeln, 1 EL Sesam, 1 EL Frischkäse, 1 TL Gemüsebrühe

Zubereitung
Hirse und Zwiebeln in Gemüsebrühe 15 min kochen, Champignons und Paprika kleinschneiden, in die Hirse einrühren, nochmals 10 min köcheln lassen, mit Frischkäse und geröstetem Sesam abschmecken.

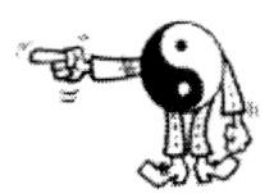

Achtung: Hirse und auch andere Saaten benötigen je nach Größe oder Körnung unterschiedlich lange, bis sie gar sind. Kleinkörnige Hirse benötigt ca. 15 Minuten, größere Sorten entsprechend länger. Kochen Sie nach den angegebenen Vorschriften oder nach Ihren Vorlieben.

Variationen

Hirse	Paprika	Champignons	Frischkäse	Sesam
Quinoa, Polenta, Amarant, Grünkern	Chiccoree, Sprossen, Sellerie, Fenchel, Lauch	Austernpilze, Zucchini, Auberginen, Möhren, Spargel	Quark, Joghurt	Walnüsse, Pinienkerne, Mandeln

Hirse enthält Kieselsäure, die das Bindgewebe kräftigt

Sie können auch süß/warm frühstücken. Nehmen Sie dann Rosinen, Mandeln, (geröstete) Sonnenblumenkerne oder andere Nüsse, dazu etwas Honig.

Lecker Quinoa, süß mit Mandeln, Kokosflocken und Honig

Zutaten: 1 Person

40 g Quinoa, 250 ml Wasser, 1 EL Mandelsplitter, 1 EL Rosinen, 1 EL Kokosflocken, Honig, Ingwer, eine kleine Prise Salz

Zubereitung

Quinoa in Wasser 25 min kochen, Mandeln, Kokosflocken und Rosinen ca. 5 min vor Ende der Garzeit einheben, mit Honig und Gewürzen abschmecken

Quinoa ist in Südamerika ein Grundnahrungsmittel

Variationen

Sie können statt Wasser auch Reis- oder Hafermilch nehmen. Achtung: Quinoa, Hirse und auch andere Saaten benötigen je nach Größe oder Körnung unterschiedlich lange, bis sie gar sind.

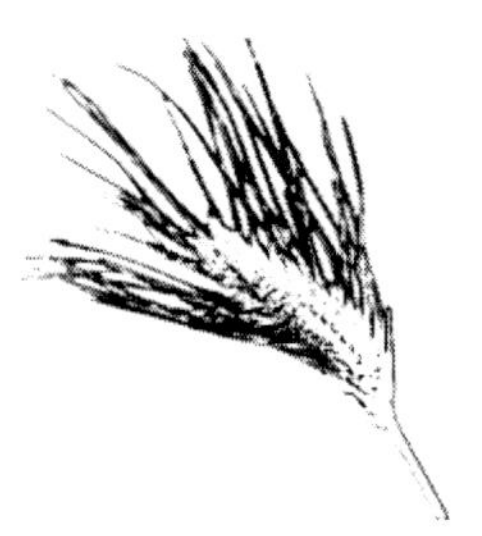

Mittagessen

Nehmen Sie sich Zeit für Ihr Mittagessen. Genießen Sie es. Sprechen Sie sich morgens und mittags frei von Ihrem schlechten Gewissen. Vermeiden Sie weißes Mehl, weißen Zucker und auch „Zuckergetränke". Auch die leckeren Biolimonaden sind letztlich „Zuckerwässerchen" und nicht nur für Kinder kein geeignetes Getränk. Wenn Sie eine Vorspeise mögen, so ist ein kleiner Salat oder auch eine Gemüsesuppe günstig.

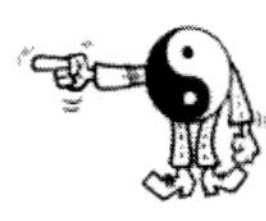

<u>Kopfsalat mit Tomaten, Oliven und Sonnenblumenkernen</u>

Zutaten: 1 Person
100 g Kopfsalat, 100 g Tomaten, 30 g gehackte Schalotte,
1 EL Joghurt, einige Oliven, Kräutersalz, Pfeffer, Olivenöl,
1 EL geröstete Sonnenblumenkerne

Zubereitung

Kopfsalat zerkleinern, schneiden, zusammen mit der klein gewürfelten Schalotte und den Oliven in eine Schüssel geben, mit Öl, Salz, Pfeffer und Joghurt gut vermengen, danach die in Scheiben geschnittenen Tomaten darauf legen, mit den Sonnenblumenkernen garnieren und servieren.

Essen Sie nicht mehr Salat, als worauf Sie Appetit haben. Von Salat alleine wird niemand schlank!

Variationen

Sie haben hier ein Basisrezept für einen Salat, den Sie in alle Richtungen verändern können. Versuchen Sie verschiedene Salate wie Blattsalate, Chicoree, Gurken, Kohlrabi. Verfeinern Sie den Salat mit Beilagen wie gerösteten Sesam, Kürbiskernen, gehackten Nüssen. Versuchen Sie andere Öle wie Kürbiskernöl, Sesamöl, Sojaöl. Verwenden Sie andere Grundlagen wie geraspelte Möhren, geschnittene Champignons, Paprika, eingelegte Tomaten usw. Wenn Sie aus dem Salat ein vollwertiges Essen machen wollen, geben Sie Schafs- oder Ziegenkäse, Krabben, oder ähnliche Bestandteile dazu. Versuchen Sie verschiedene Dressings wie Essig / Öl, Joghurtdressing, verwenden Sie auch mal eine Fertigmischung, wie man diese in Bioläden oder Reformhäusern erhält.

Erbsensuppe mit Kartoffeln, Joghurt und Liebstöckel

Zutaten: 1 Person

30 g Erbsen, 1 TL Gemüsebrühe, 50 g Zwiebel, 150 g Kartoffel, Liebstöckel, 2 EL Joghurt, 50 g roter Paprika, 250 ml Wasser

Hülsen-früchte sind „Schlank macher-Power - mittel"

Zubereitung

Erbsen über Nacht einweichen, Kartoffel und Zwiebel in Würfel schneiden, alles zusammen in Gemüsebrühe 30 min kochen, mit Liebstöckel, Joghurt, Salz und Pfeffer abschmecken, die rote Paprika würfeln und ungekocht darüber streuen.

Variantionen

Auch Mittags sollten Sie sich sattessen!

Erbsen	Kartoffeln	Rote Paprika	Tomaten-mark	Dazu
Bohnen, Kicher-erbsen, Linsen	Auberginen, Grünkern, Dinkel	Kohlrabi, Spargel, Champig-nons, Zucchini	Pesto, Mojo, Paprikamark (Ajvar)	Sesam, Kerne, Nüsse, Gewürze

Als Hauptmahlzeit eignen sich bestimmte Lebensmittel besonders: Kartoffeln, Hülsenfrüchte, Vollkornprodukte. Hier einige Beispiele:

Kartoffelauflauf mit Pilzen und Fetakäse

Zutaten: 1 Person
150 g Kartoffeln, 60 g Champignons, 50 g Zwiebeln, 70 g Feta, 50 ml Joghurt, 30 ml Wasser, Kräutersalz, Pfeffer, Majoran, Muskat, einige grob gehackte Walnusskerne

Zubereitung
Kartoffeln in feine Scheiben oder Streifen hobeln, Pilze schneiden, A2Zwiebeln würfeln. Die Zutaten in eine mit Olivenöl ausgestrichene Auflaufform einfüllen, dazwischen jeweils Walnüsse und etwas Käse streuen (die Hälfte zurückbehalten!), saure Sahne mit Wasser und den Gewürzen gut vermischen, und auf die Zutaten füllen, dann die Wallnusskerne darauf legen, am Schluss noch den restlichen Käse zerbröseln und als Abschluss darauf verteilen. Bei 180 Grad 40-45 Minuten backen.

Man kann Aufläufe auch mit Frischkäse über-backen

Variationen
Sie können die Kartoffeln auch vorkochen und dann schneiden, dann ist der Auflauf schneller gar. Vermeiden Sie Hartkäse, versuchen Sie als Belag mal Frischkäse.

Kartoffel	Champignons	Zwiebel	Joghurt	Walnüsse
Möhren, Auberginen, Zucchini, Vollkornnudeln, Grünkern, Dinkel	Austernpilze, Steinpilze, Paprika, Hülsenfrüchte, Blumenkohl, Spinat	Lauch, Lauchzwiebeln, Sellerie, Rettich	Quark, Kefir, Sojasoße, Mojo, Pesto	Mandeln, Sonnenblumenkerne, Sesam, Kürbiskerne

Mexikanischer Eintopf mit Riesenbohnen, Lauch, Bulgur

40 g Bulgur, 50 g Lauch, 30 g Riesenbohnen, 1 TL Gemüsebrühe, 2 EL Tomatenmark, Kräutersalz, Pfeffer, Schnittlauch, 250 ml Wasser, 50 g gelbe Paprika.

Eintöpfe mit Gemüse und Hülsenfrüchten machen satt, kräftig und schlank

Zubereitung

Bohnen 24 Stunden lang einweichen, abgießen, 1 Stunde lang kochen. Bulgur mit dem geschnittenen Lauch in der Gemüsebrühe 20 Minuten kochen, die Bohnen dazugeben, mit der gewürfelten gelben Paprika, den Gewürzen und dem Tomatenmark vermengen, aufkochen, den klein geschnittenen Schnittlauch darüber geben und servieren.

Variationen

Bulgur	Lauch	Bohnen	Gelbe Paprika	Tomatenmark
Dinkel, Quinoa, Mais, Grünkernschrot	Zwiebeln, Lauchzwiebeln, Schalotten	Erbsen, Kichererbsen, Linsen	Pilze, Zucchini, Möhren, Wirsing, Spinat	Pesto, Mojo, div. Soßen

Pikanter Grünkern mit Pilzen, Paprika und Meerrettich

Zutaten 1 Person:
40 g Grünkern, 60 g Champignons, 70 g grüne Paprika, 250ml Wasser, Gewürzsalz, 1 TL Meerrettich, 1 TL Gemüsebrühe, Petersilie.

Zubereitung
Grünkern waschen und 25 min lang in Gemüsebrühe kochen, dann Champignons und Paprika dazugeben, nochmals 10 Minuten ziehen lassen, mit Joghurt, Salz und Sojasoße und Meerrettich abschmecken, mit der gehackten Petersilie überstreuen.

Grünkern ist etwas bitter und dadurch leicht entgiftend

Hartkäse wie etwa Parmesan als Zusatzgewürz schmeckt sicher sehr gut. Sie sollten aber wenigstens bei der Menge vorsichtig sein. Mittags ist das erlaubt, abends sollten Sie darauf verzichten.

Variationen

Grünkern	Champignons	Paprika	Joghurt	Petersilie
Weizen, Dinkel, Mais, Gerste, Quinoa	Austernpilze, Pfifferlinge, Steinpilze	Zucchini, Spargel, Kohlrabi, Bohnen, Erbsen	Quark, Sojasoße, andere Soßengrundlagen	Sesam, Schnittlauch, Oregano

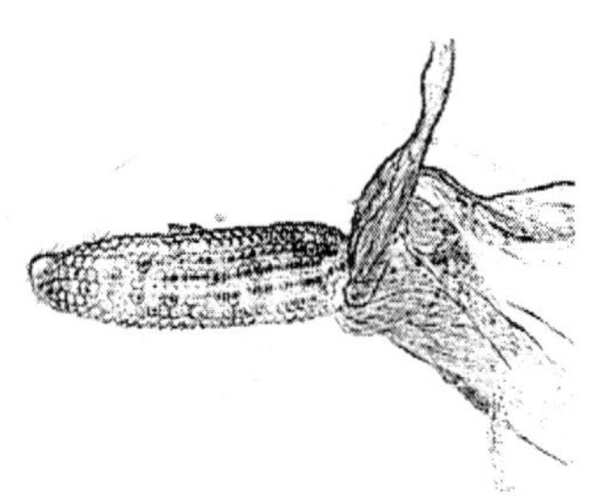

Nachspeisen

Am besten etwas Saftiges ohne Fett mit wenigen Kalorien. Hier einige Vorschläge:

Pflaumen mit Joghurt und Walnusssplittern

Zutaten 1 Person:
70 g Pflaumen, 50 ml Apfelsaft, 1 Msp. Ingwer, etwas Zitronensaft, 1 TL Ahornsirup, 4 EL Joghurt

Zubereitung
Pflaumen würfeln, mit Apfelsaft pürieren, die anderen Zutaten untermengen.

Variationen
Wenn Sie es kühl mögen, so stellen Sie das Ganze 10 Minuten ins Kühlfach. Kalte Lebensmittel sollten aber die Ausnahme bleiben! Sie können statt Pflaumen andere Früchte oder Obst nehmen. Versuchen Sie Ananas, Erdbeeren, Birnen. Variieren Sie mit den Gewürzen. Versuchen Sie Zimt, Vanille, Anis. Bestreuen Sie die Zutaten mit gerösteten Sonnenblumenkernen oder Pistazien.

Obstsorten wie Ananas oder Erdbeeren kurbeln die Entgiftung an

Ananas mit Erdbeeren und Walnüssen

Zutaten 1 Person:
Ananaswürfel, Erdbeeren, leichter Quark, Walnusssplitter

Zubereitung
Ananas und Erdbeeren mit etwas Quark belegen und mit den Nüssen bestreuen.

Variationen

Ananas	Erdbeeren	Quark	Walnüsse
Birnen, Pfirsiche, Melonen, Äpfel	Kirschen, Mandarinen, Mangos	Sojamilch, Reismilch, Joghurt, Kefir	Sonnenblumenkerne, Pinienkerne, Mandeln

Abendessen

Sie benötigen zum Abendessen besonders leichtverdauliche, entgiftende Lebensmittel, damit ihre Leber nachts arbeiten kann. Verzichten Sie so weit wie möglich auf tierische Produkte. Essen Sie kleine Mengen. Vermeiden Sie nach Möglichkeit Nudelgerichte (auch Vollkornnudeln), denn diese sind abends (für Ihr Gewicht!) ungeeignet. Maisnudeln sind noch am ehesten geeignet.

Günstige Lebensmittel für das Abendessen

Kartoffeln, Spargel, Zucchini, Spinat, Pilze, leichte Kohlsorten, Lauch, Rettich, Sellerie, Tomaten, alle Beeren und Früchte, Ananas, Äpfel, Birnen, Orangen, besonders Trockenobst. Hirse, Mais, Polenta, Knäckebrot, Oliven, Avocados. Wenn Sie tierische Eiweiße essen wollen, so ist Schafs- und Ziegenkäse besser als Kuhkäse. Frischkäse ist besser als Hartkäse. Mageres Fleisch ist besser als fettiges Fleisch, heller Fisch ist besser als fettiger oder dunkler Fisch. Sehr günstig ist ***Knäckebrot*** mit leichten vegetarischen Aufstrichen, dazu Oliven, Avocados, Tomaten, Spargel, evtl. auch Essiggurken. Variieren Sie Knäckebrot mit Maiswaffeln. Auch Reiswaffeln sind in Ordnung. Wenn Sie warm essen wollen, hier ein paar Vorschläge:

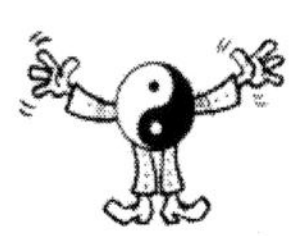

Pellkartoffeln mit Spinat und Joghurt

Zutaten 1 Person:
150 g Kartoffeln, 150 g Spinat, 1 EL Joghurt, 50 g Zwiebel, 1 TL Gemüsebrühe, 30 ml Wasser, Olivenöl

Zubereitung

Kartoffeln schälen, grob würfeln in Salzwasser kochen.
Zwiebeln in Olivenöl andünsten, Spinat und Gemüsebrühe einfüllen, zusammen (nach Vorschrift) kochen lassen mit Salz und Pfeffer abschmecken.

Variationen

Kochen Sie Kartoffeln mit Spargel, Pilzen, Zucchini oder sonstigem leckeren Gemüse. Verzichten Sie auf tierische Eiweiße soweit wie möglich.

Gedünstete Zucchini mit Pilz- Meerrettichsoße

Zutaten 1 Person:
150 g Zucchini, 60 g Champignons, 50 g Zwiebel,
3 EL Meerrettichdip, Olivenöl, Kräutersalz, Pfeffer

Zubereitung
Zucchini und Pilze in Scheiben schneiden, Zwiebel würfeln, das ganze in Olivenöl leicht andünsten, mit den Gewürzen und etwas Wasser abschmecken.

Variationen
Alle leichten Gemüsesorten eignen sich. Mit Pilzen schmeckt das Ganze hervorragend. Sie können dazu Kartoffeln oder Knäckebrot essen.

Zwischenmahlzeiten

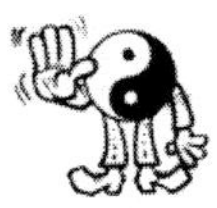

Diese sollten Sie nach Möglichkeit vermeiden. Wenn Sie Hunger haben, versuchen Sie rohes Gemüse wie Möhren, Kohlrabi, Paprika, oder frisches Obst wie Äpfel, Erdbeeren, Ananas, Birnen. Auch Knäckebrot oder Maiswaffeln sind günstig. Probieren Sie mal Studentenfutter oder Nüsse Ihrer Wahl. Trinken Sie leckere Tees und vermeiden Sie zu kalte und gezuckerte Getränke.

Letzte Anmerkungen und Ratschläge

Diese Rezepte sind Richtlinien und Vorschläge. Sie können diese variieren, so dass es Ihrem Geschmacksempfinden und Gewohnheiten entspricht. Eine Ernährungstherapie sollte niemals dogmatisch sein. Versuchen Sie sich an die Grundregeln zu halten, das ist wichtiger als einzelne Lebensmittel. Wenn Sie gerne ohne Rezepturen arbeiten oder diese selbst entwickeln wollen, so ist dies kein Problem. Sollten Sie weitere Rezepturen suchen, so beachten Sie unsere Literatur- und Internethinweise. Alleine auf der Seite von „Schrot und Korn" finden Sie hunderte Rezepte, die Sie gemäß den hier gegebenen Richtlinien anwenden oder verändern können.

Wir wünschen Ihnen eine gute Gesundheit und einen guten Appetit!!

7.3 *Yin-Fülle / Überblick*

Frühstück

Das Frühstück ist nicht die entscheidende Mahlzeit. Man muss nicht frühstücken, wenn kein Appetit vorhanden ist. Empfehlenswert ist es aber, etwas Gemüse oder Obst zu essen, da dann die Verdauungsdrüsen arbeiten. Wichtig sind Lebensmittel, die die Säfte in Bewegung bringen (viel kauen, „trockene" Nahrung). Je nach Appetit kann man nur Obst oder Gemüse, oder Vollkornbrot essen.

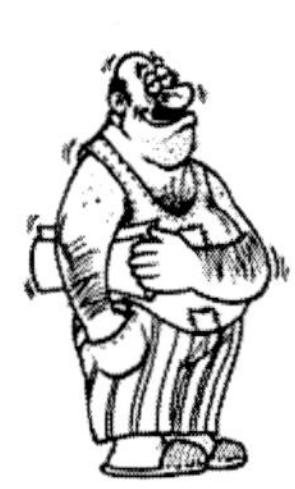

Obst: Äpfel, Birnen, Ananas
Gemüse: Radieschen, Möhren, Kohlrabi
Vollkorn: Knäckebrot, Vollkornbrot

Variante Vollkornbrot

Vollkorn	Auflage	Gemüse-beilage	Dazu
Knäckebrot Vollkornbrot Maiswaffeln	Pflanzliche Aufstriche, Frischkäse	Tomaten, Gurken, Radieschen, Paprika	Joghurt, Quark, Obst

Variante „Warmes Frühstück"

Getreide	Gemüse	Hülsen-früchte	Dazu	Gewürze
Hirse, Grünkern, Gerste, Quinoa, Dinkel, Bulgur	Pilze, Spargel, Zwiebeln, Zucchini, Mais, Chicoree	Bohnen, Erbsen, Kicher-erbsen, Linsen	Olivenöl	Scharf und bitter, Kümmel, Ingwer

Mittagessen

Als Vorspeise eignet sich ein kleiner Salat oder eine Gemüsesuppe. Schwerpunkt auf ballaststoffreiche Kost. Vollkornprodukte, entgiftendes Gemüse, Hülsenfrüchte.

Salat	Vollwert	Gemüse / Hülsen-früchte	Gewürze	Nach-speise
Grüner Salat, Chiccoree	Kartoffeln, Vollkorn-nudeln, Vollreis, Maisnudeln, Grünkern, Hirse	Zwiebeln, Erbsen, Bohnen, Linsen	Meerrettich, Senf, aromatische Gewürze	Obst, Joghurt, Quark, Ananas, Früchte

Abendessen

So gering wie möglich, da nachts die Entgiftung (in der Leber) stattfinden soll! Vermeiden Sie: Tierische Produkte, weißes Mehl und Zucker. Keine große Mengen essen. Bevorzugen Sie leichtverdauliche Produkte, viel kauen.

Rohkost	Getreide u.a.	Gemüse	Tierische Eiweiße	Obst
Kleiner Salat	Knäckebrot, Vollkorn-brot, Maiswaffeln Maisnudeln	Kartoffeln, Pilze, Paprika, Zucchini, Spargel, Hülsen-früchte	Frischkäse, Joghurt, Quark, Molke	Ananas, Äpfel, Orangen, Birnen, Früchte, Beeren

Zwischenmahlzeiten

Wenn möglich, vermeiden. Ansonsten Knäckebrot, knackiges Gemüse oder Obst.

Kapitel 8 Ratschläge und Rezepte bei einem Mangel an Yin

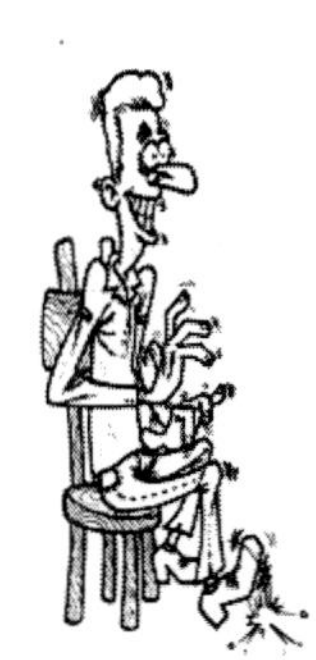

Das Yin steht in der TCM für die Körpersäfte, die Feuchtigkeit und die Körpermasse. Nach den Regeln der TCM kann man feststellen, dass hier die Säfte fehlen. Die Haut und Schleimhäute neigen zu Trockenheit und Saftmangel. Man neigt von der Veranlagung her eher zu Untergewicht. Auf den folgenden Seiten bekommen Sie Ratschläge, wie Sie mit Hilfe Ihrer Ernährung Ihren Zustand deutlich verbessern können.

8.1 Grundsätzliches

Sie benötigen Lebensmittel, die den Körper befeuchten und aufbauen. Da Sie zu wenige Säfte haben, benötigen Sie saftige Lebensmittel. Auch Obst- oder Gemüsesäfte sind gut. Da Ihre Schleimhäute trocken sind, benötigen Sie Lebensmittel, die diese Schleimhäute befeuchten, ohne den Körper dabei zu verschlacken. Butter, Hafer, Reis, Kokosmilch, Bananen sind günstige Lebensmittel. Dünne Menschen verbrennen mehr Fett als andere. Deshalb benötigt Ihr Organismus viele hochwertige Fette. Sehr günstig sind Ölsaaten. So schützen Sie Ihre Schleimhäute und helfen Ihrer Leber bei der Entgiftung. Auch sollten Sie langsam essen, damit die Verdauungsdrüsen die Zeit haben, genügend Säfte zu bilden. Verzichten Sie auf Lebensmittel, die Sie stark austrocknen.

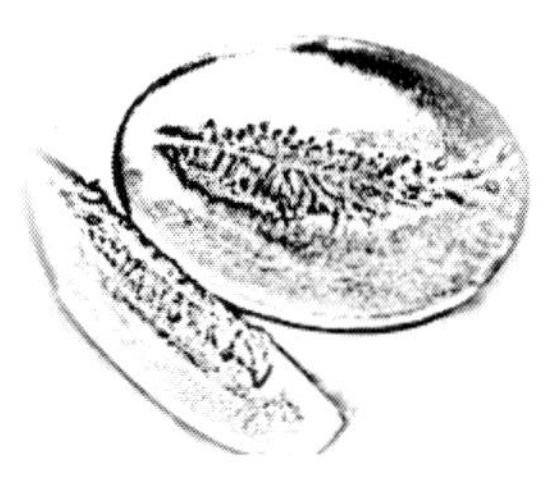

Besonders günstige Lebensmittel

Lebensmittelgruppen

Saftiges Obst und Gemüse, verdünnte Säfte, befeuchtendes Getreide, auch als „Milch" (z.B. Reismilch, Hafermilch), Butter, Nüsse, Ölsaaten, milchsauer vergorene Milchprodukte.

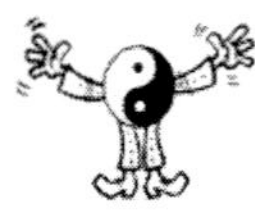

Günstige Lebensmittel

Besonders: Tomaten und Tomatenprodukte, Karotten(saft), Pilze, Brokkoli, rote Beete, rote Paprika, Spinat, Süßkartoffeln, Zwiebeln, Algen, allgemein saftiges Obst, Weintrauben, Melonen, reife Bananen, Mangos, Birnen, Feigen, Kirschen, Pfirsich, Erdbeeren, Mandarinen, Heidelbeeren, Avocados, Datteln, Mandeln, Kokos(milch), Sesam, Sonnenblumenkerne, Oliven, Weizenkeime, Datteln, Reis(milch), Quinoa, Amarant. Hafer(milch), Sojamilch, Frischkäse, Feta, Eier, milchsaure Produkte wie Joghurt, Quark, Kefir, Fleisch und Fisch, Schwein, Rind, Geflügel, Kabeljau, Thunfisch, Forelle, Lachs.

Zubereitungsformen

Wichtig ist, dass Sie saftige Lebensmittel als einen Schwerpunkt einbauen. Dabei ist es wichtig, dass Sie viel kauen und langsam essen. Essen Sie also knackiges und saftiges Obst und Gemüse als Vorspeise oder als Zwischenmahlzeit. Gut geeignet sind Äpfel, Birnen, Möhren, Kohlrabi, um die Verdauungsorgane anzukurbeln. Bitte essen Sie davon nicht zu viel! Ihre Schleimhaut ist dünn und „hartes" Obst und Gemüse reinigt die Schleimhaut. Ansonsten sollten wirklich saftige Lebensmittel oder auch verdünnte Säfte im Vordergrund stehen. Sie benötigen mehr hochwertige Fette als andere Menschen. Benutzen Sie kaltgepresste Öle und unbehandelte Butter. Auch Ölsaaten sind hervorragend geeignet. Weichen Sie über Nacht Mandeln, Sonnenblumenkerne oder Nüsse ein. Diese quellen und haben dadurch mehr Volumen, was Ihrem Darm sehr gut tun wird. Auch sind die Inhaltsstoffe aktiviert und damit leichter verdaulich.

Wenn Säfte fehlen, helfen saftige Lebensmittel

Vermeiden Sie zu viel „trockene" Lebensmittel" wie Knäckebrot oder Trockenobst. In geringen Mengen sind diese gut geeignet. In größeren Mengen verbrauchen diese Ihre ohnehin knappen Säfte. Auch Pellkartoffeln sollten Sie nur in geringer Menge essen. Wenn man aus Kartoffeln Kartoffelpüree bereitet, benötigt man hierfür eine ganze Menge Flüssigkeit. Wenn Sie Kartoffeln essen, muss diese Flüssigkeit der Körper selber aufbringen. Damit ist Ihr Körper aber überfordert. Trinken Sie viel, am besten verdünnte Säfte. Und benutzen ausreichend Salz als Gewürz. Süß/saure Soßen sind als Beigabe günstig. Milchprodukte sollten Sie in geringen Mengen benutzen. Weichkäse und Frischkäse sind besser als Hartkäse, da dieser sehr viele Säfte verbraucht. Besonders gut geeignet sind milchsauer vergorene Milchprodukte wie Joghurt, Quark usw. Wenn Sie trockene Schleimhäute haben, versuchen Sie mal Reis- oder Hafermilch.

Ölsaaten sind besonders günstig für Menschen mit schlanker Veranlagung

Ungünstige Lebensmittel

Wichtig ist zunächst einmal, dass Sie langsam essen! Sie haben zwar genügend Verdauungskraft und können eigentlich die meisten Lebensmittel gut vertragen. Aber die Säfte sind knapp. Und diese werden hauptsächlich beim Essen erzeugt. Zu große Mahlzeiten erschöpfen schnell Ihre Säfte. Essen Sie lieber öfter und langsam. Vermeiden Sie stark trocknende Lebensmittel. Dazu gehören auch (zu viel) Kaffe, Alkohol, sehr scharfe und bittere Gewürze. Knäckebrot, Erdnüsse, trockene Lebensmittel allgemein verbrauchen sehr viele Säfte. Dazu gehören auch Vollkornbrot, Kartoffeln, Hartkäse und unreife Bananen. Wie gesagt, es geht hier sehr um die Menge und um das Tempo, mit dem Sie essen. Sehr stark ballaststoffhaltige Lebensmittel scheuern die dünne Schleimhaut wie ein Schmiergelpapier. Seien Sie also vorsichtig mit zu viel Vollkornbrot oder kleiehaltigen Lebensmitteln.

Sie benötigen die öligen Ballaststoffe, die die Schleimhaut schützen. Diese befinden sich in den Ölsaaten.

Bei tierischen Eiweißen sind geringe Mengen sehr gut. Die Chinesen geben z.B. Schweinefleisch zum Aufbau des Yin. Problematisch ist bei Ihnen nicht das Fleisch oder der Käse, sondern die Menge, die Sie essen. Geringe Mengen werden Ihre dünne Schleimhaut aufbauen. Ein zu viel dagegen wird die Haut verschleimen und dadurch noch mehr schädigen. Trockene Menschen haben oft einen sehr süßen Zahn. Wenn Sie weißen Zucker essen, verklebt dieser Ihre dünne Schleimhaut. Dies führt schnell dazu, dass sich leicht schlechte Bakterien und Pilze einnisten. Vermeiden Sie also weißen Zucker. Essen Sie lieber Milchzucker, der schützt Ihre Darmflora. Als „Ersatz" sind Rosinen, Traubensaft oder (geringe Mengen) Trockenobst geeignet.

Tageszeiten, Appetit und Durst

Es ist sehr günstig, wenn Sie morgens als Erstes mit etwas Saftigem beginnen. Versuchen Sie saftiges Obst wie Melonen, Mandarinen, Ananas, Birnen oder Äpfel. Oder Cherrytomaten, Möhren oder Kohlrabi. Wenn Sie Obst und Gemüse nicht essen wollen, versuchen Sie mal ein Glas Möhrensaft oder Apfelsaft vor dem Frühstück. Benutzen Sie schon zum Frühstück Ölsaaten oder Butter. Trinken Sie ausreichend. Salzen Sie ausreichend! Trinken Sie statt Wasser lieber verdünnte Säfte. Wer nur Wasser trinkt, verliert über den Urin mehr Mineralien als er mit Wasser zuführt. Vermeiden Sie Unterzuckerung, denn dann ist die Gefahr groß, dass Sie auf Süßigkeiten zurückgreifen. Der Geist kann dann nur zusehen, wie der Körper zum Schrank mit dem Süßkram geht! Essen Sie lieber öfter, dafür kleinere Mengen. Benutzen Sie saftige Zwischenmahlzeiten. Auch „Studentenfutter" ist gut. Vergessen Sie nicht, zu trinken. Gehen Sie nicht mit nüchternen Magen zu Bett. Ihr Schlaf wird sonst unruhig und wenig erholsam. Vermeiden Sie abends aber große, schwere Mahlzeiten. Wenn Sie nichts essen wollen, dann versuchen Sie mal Hafer- Soja- oder Reismilch.

Trockene Nahrung sollte nur sehr langsam und in geringen Mengen verzehrt werden

Gewürze, Tees

Vermeiden Sie größere Mengen Kaffee, entwässernde Tees, zu scharfe Alkoholika. Besser als Tees sind Säfte. Günstige Teesorten sind Süßholzwurzel, Eibischwurzel, Beinwell, Heilpflanzen mit Schleimstoffen wie etwa Flohsamen.

Saftige Zwischenmahlzeiten sind besser als Süssigkeiten

8.2 Tagesplan mit Rezeptvorschlägen

Frühstück

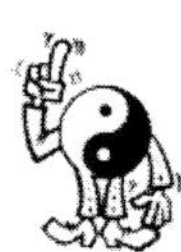

Starten Sie mit saftigem oder knackigem Obst oder Gemüse. Gut geeignet sind Äpfel, Birnen, Mandarinen, Möhren, Kohlrabi oder Tomaten um die Verdauungsorgane anzukurbeln. Bitte essen Sie davon nicht zu viel. Ansonsten trinken Sie vor dem Frühstück ein Glas Saft. Das Frühstück sollte nicht zu umfangreich sein. Bitte essen Sie langsam.

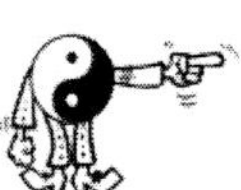

Vollkornbrot ist nur in geringen Mengen gut. Wenn Sie Brot als Frühstück essen wollen, so sind folgende Lebensmittel dazu gut geeignet: Butter, ein Ei, pflanzliche Brotaufstriche, gekochter Schinken, etwas Fisch, Avocadoaufstrich, Sesammus, Nussmuse, mit Honig. Versuchen Sie, warm zu frühstücken. Die Zeit, die Sie investieren, bekommen Sie durch mehr Kraft und Saft zurück.

<u>Lecker Quinoa mit Rosinen, Mandeln und Kokosmilch</u>

Zutaten 1 Person:
40 g Quinoa, 1-2 EL Rosinen, 1 EL Mandelsplitter,
50 ml Kokosmilch, 200 ml Wasser, Salz

Zubereitung

Quinoa und Rosinen 20 min in Salzwasser und Kokosmilch kochen lassen, mit Mandelsplittern verfeinern, evtl. mit Honig und Zimt abschmecken.

Variationen

Quinoa	Rosinen	Mandeln	Kokosmilch	Gewürze
Reis, Dinkel, Hafer, Amaranth	Trockenobst, Pflaumen, Kirschen, Pfirsiche	Nüsse, Sesam, Sonnenblumenkerne, Kürbiskerne	Hafermilch, Reismilch, Butter, Honig	Zimt, Anis, Vanille, Kardamom

<u>Herzhafter Basmatireis mit Tomaten, Champignons, Schafskäse und Sonnenblumenkernen</u>

Zutaten: 1 Person
50 g Basmativollreis, 100 g Tomaten, 70 g Pilze, 50 g Feta (Schafskäse), 220 ml Wasser, 1-2 EL Sonnenblumenkerne, 1 Prise Kräutersalz, 1 Msp Pfeffer, 1 TL Gemüsebrühe

Zubereitung
Reis in Gemüsebrühe 25 min kochen, Pilze schneiden, Tomaten vierteln, Käse in Würfel schneiden, nach den 25 min die Zutaten dazugeben, nochmals 5 -10 min ziehen lassen und mit gerösteten oder gekeimten Sonnenblumenkernen servieren.

In Asien ist ein warmes Frühstück auch heute noch weit verbreitet

Variationen

Reis	**Tomaten**	**Champignons**	**Sonnenblumenkerne**	**Schafskäse**
Quinoa, Amarant, Dinkel, Hafer	Auberginen, Zucchini, rote Paprika, Möhren	Pfifferlinge, Austernpilze, Zucchini, Zwiebeln	Walnüsse, Haselnüsse, Sesam	Saure Sahne, Tofu, Fisch, Fleisch, Ei

Wenn Ihnen die Vorbereitungszeit zu lange dauert, können Sie den Reis am Tag vorher vorkochen und mit den Zutaten in einer Pfanne anbraten. Diese Mahlzeit können Sie auch gut als Mittagessen verwenden. Sie können statt Schafskäse auch ein kleines Putenschnitzel (oder anderes Fleisch / Fisch / Ei) in Scheiben schneiden in der Pfanne kurz anbraten und dazu essen. Versuchen Sie als Nachspeise einen Joghurt oder Quark.

Mittagessen

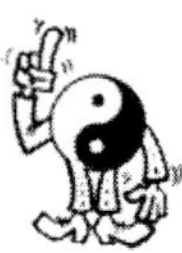

Trinken Sie vor dem Mittagessen ein Glas Wasser, Tee oder verdünnten Saft. Als Vorspeise eignet sich eine Gemüsesuppe oder ein kleiner Salat. Benutzen Sie einen großen Anteil an saftigem Gemüse.

<u>Schnelle Tomatensuppe mit Creme fraiche und Oregano</u>

Zutaten 1 Person:
200 g Tomaten (frisch oder aus der Dose), 150 ml Wasser,
1 TL Gemüsebrühe, 50 g Zwiebel, 2 EL Creme fraiche,
1 Prise Oregano, Salz und Pfeffer.

Zubereitung
Zwiebel kleinschneiden, in Butter leicht andünsten, geschälte Tomaten grob würfeln, zusammen in Gemüsebrühe aufkochen, 10 min köcheln lassen, mit Creme fraiche abschmecken und mit Oregano, Salz und Pfeffer würzen.

Variationen
Sie können statt Tomaten auch anderes Gemüse nehmen, kochen und pürieren, und mit anderen Zutaten ergänzen. Versuchen Sie als Gewürz Sesam oder auch mal geröstete Sonnenblumenkerne. Bestreuen Sie die Suppe nach Geschmack mit Croutons, Parmesan, geriebenen Emmentaler, gerösteten Nüssen.

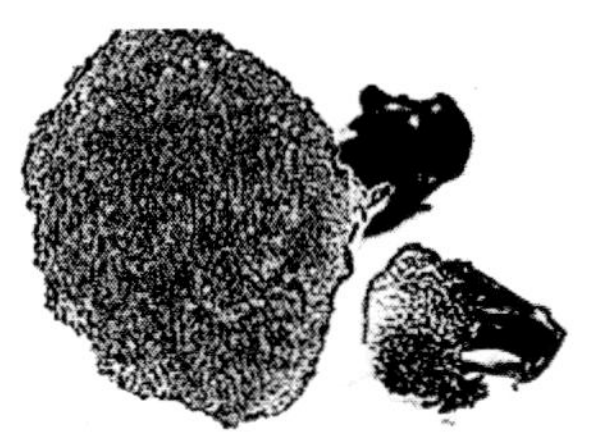

Kleiner gemischter Salat

Zutaten: 1 Person
100 g Tomaten, 80 g Kopfsalat, 30 g gehackte Schalotte, 1 EL Joghurt, Kräutersalz, Pfeffer, Olivenöl.

Zubereitung
Tomaten in Scheiben schneiden, Kopfsalat zerkleinern, schneiden, zusammen mit der klein gewürfelten Schalotte in eine Schüssel geben, mit Öl, Salz, Pfeffer und Joghurt gut vermengen, danach die geschnittenen Tomaten darauf legen, evtl. mit anderen Zutaten garnieren und servieren.

Variationen
Sie haben hier ein Basisrezept für einen Salat, den Sie in alle Richtungen verändern können. Verfeinern Sie den Salat mit Beilagen wie geröstetem Sesam, Sonnenblumenkernen, Kürbiskernen, gehackten Nüssen. Versuchen Sie andere Öle wie Kürbiskernöl, Sesamöl, Sojaöl. Verwenden Sie andere Grundlagen wie geraspelte Möhren, geschnittene Champignons, Paprika, Oliven usw. Wenn Sie aus dem Salat ein vollwertiges Essen machen wollen, geben Sie gewürfelte Feta, gebratene Putenbrust, Thunfisch, Schinken, Eier oder ähnliche Bestandteile dazu.

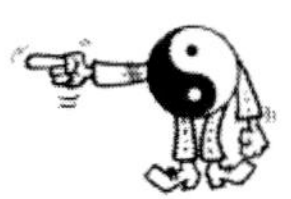

Als Hauptspeise eignen sich besonders Reis, Quinoa, Hafer, Nudeln, dazu saftiges Gemüse mit hochwertigen Fetten.

Currygeschnetzeltes mit Basmatireis und Pfifferlingen

Zutaten: 1 Person
100 g Putenmedaillon, 30 g Basmativollreis, 50 g Lauchzwiebeln, 80 g Pfifferlinge, 40 g roter Paprika, 2 EL (saure) Sahne, Olivenöl, Curry, Salz, 200 ml Wasser

Zubereitung
Basmatireis 25 min in Salzwasser kochen, Fleisch und Zwiebel schneiden, in einer Pfanne in Olivenöl anbraten, Pilze später mit anbraten, Sahne hinzufügen, mit Curry würzen, evtl. Salz und Pfeffer beigeben, gekochten Basmatireis in die Pfanne geben, kurz hochkochen lassen, dabei kräftig umrühren, mit dem klein gewürfelten Paprika bestreuen und servieren.

Variationen
Versuchen Sie statt Fleisch auch mal Fisch. Sie können auch ein Ei einrühren. Verschiedene Pilze verfeinern die Mahlzeit.

Pute	Pfifferlinge	Reis	Olivenöl	Lauch-zwiebeln
Schwein, Rind, Kalb, Geflügel, Lachs, Thunfisch, Ei	Champignons, Auberginen, Zucchini, Spargel	Vollkornnudeln, Quinoa, Bulgur, Dinkel, Kartoffeln	Butter, Sesamöl, Sonnenblumenöl	Zwiebeln, Lauch, Sellerie

Vollkornnudeln mit Auberginen und Cambozolasoße

Zutaten: 1 Person
60 g Vollkornnudeln, 100 g Aubergine, Olivenöl, 50 g Zwiebel, 30 g Bluekäse (z.B. Cambozola, Bavaria blue), 100 ml Wasser, 1 EL Haferflocken, etwas Basilikum, Pfeffer, Salz

Zubereitung
Vollkornnudeln al dente kochen, Aubergine in Längsstreifen schneiden, in einer Pfanne in Olivenöl bei mittlerer Hitze anbraten.
Soße: Zwiebeln hacken, in kleinem Topf in Olivenöl andünsten, Wasser, Käse und Haferflocken beifügen, mit Salz und Pfeffer abschmecken. Die fertigen Nudeln und die Aubergine mit der Soße begießen und mit Basilikum garnieren.

Sahne oder Käsesoßen befeuchten das schwache Yin

Variationen

Vollkorn-nudeln	Auberginen	Bluesoße	Basilikum
Reis, Kartoffeln, Bulgur, Quinoa, Dinkel	Zucchini, Pilze, Karotten, Tomaten, saftiges Gemüse	Verschiedene Sahnesoßen, Ajvar, Tomatenmark	Petersilie, Schnittlauch, Oregano

Nachspeisen

Als Nachspeisen eignen sich süße Joghurtdesserts mit Nüssen, oder saftige Beeren oder Früchtedesserts. Hier einige Vorschläge:

Erdbeerjoghurt mit gerösteten Sonnenblumenkernen

Zutaten 1 Person:
Joghurt, Erdbeeren, evtl. Milchzucker oder flüssiger Honig, geröstete Sonnenblumenkerne

Variationen

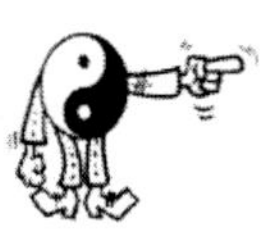

Statt Erdbeeren kann man Kirschen, Pfirsiche, Pflaumen oder sonstige Beeren oder Obst nehmen. Statt Honig eignen sich Milchzucker, Ahornsirup, Agavensaft. Versuchen Sie Schlagsahne, auch ein Eis sollte mal erlaubt sein. Andere Nüsse, eingeweicht oder geröstet, verfeinern jede Speise.

Zuckermelone mit Kokosmilch

Zutaten 1 Person:
Zuckermelone, Zitronensaft, Vanillezucker, Kokosmilch

Zubereitung

Die Melone in kleine Würfel schneiden mit Zitronensaft, Vanille und Kokosmilch zusammenrühren.

Variationen

Andere Melonenarten, aber auch Bananen oder Früchte eignen sich ebenfalls. Seien Sie kreativ! Sie können Obst auch überbacken. Besonders eignen sich hier Bananen.

Gebratene Banane mit Vanillesoße und Walnusssplittern

Zutaten 1 Person:
Banane, Butter, Honig, Walnusssplitter, Vanillesoße

Zubereitung
Banane schälen, längs durchschneiden, in einer Pfanne Butter erhitzen, die Bananenscheiben hineinlegen, 2-3 Minuten anbraten, mit Vanillesoße und Walnusssplitter belegen.

Reife Bananen sind saftig und leicht verdaulich

Variationen
Statt Bananen kann man auch andere Obstsorten nehmen, z.B. Birnen, Pfirsiche, Melonen, dazu beliebige Soßen verwenden oder auch mal Eierlikör versuchen und geröstete Nüsse beigeben.

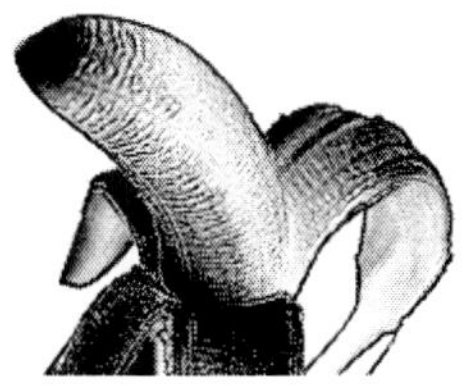

Abendessen

Essen Sie leicht, locker, saftig und nicht zu viel. Gehen Sie aber auch nicht nüchtern zu Bett. Wenn Sie nichts mehr essen wollen, hier ein paar leckere Drinks. Sie werden besser schlafen können.

Bananen mit Hafermilch und Walnüssen

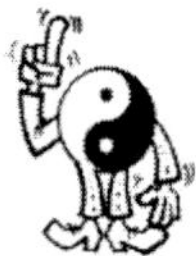

Zutaten 1 Person:
Eine Banane, 1 Tasse Hafermilch, Walnüsse, Zimt und Honig

Zubereitung
Alle Bestandsteile mit einem Pürierstab mixen.

Variationen

Bananen	Hafer-A1milch	Walnüsse	Zimt	Honig
Melonen, Erdbeeren, Kirschen, Birnen, div. Früchte, Obst	Joghurt, Reismilch, Sojamilch, Kokosmilch	Pinienkerne, Kürbiskerne, Sesam, Nüsse	Anis, Vanille	Agavensaft, Ahornsirup Milchzucker

Wenn Sie noch eine warme Mahlzeit benötigen, eignet sich saftiges Gemüse mit leichten Beilagen.

Kartoffelpüree mit Möhren und Sesam

Zutaten 1 Person:
150 g Kartoffeln, 70 ml Milch, 100 g Möhren,
50 g Lauchzwiebeln, 80 ml Wasser, 1 TL Gemüsebrühe,
2 EL Butter, 1 TL Agavensirup, 2 EL Sesam, geschrotet, geröstet, Muskatnuss, Kräutersalz, Curry

Zubereitung
Kartoffelpüree: Kartoffeln schälen, vierteln, in Salzwasser 20 min kochen, Wasser abgießen, abschließend grob stampfen, Butter und Milch dazugeben, mit Muskat und Kräutersalz abschmecken.

Püree produziert Säfte, Pellkartoffeln entwässern

Möhren säubern, evtl. schälen, und mit dem geschnittenen Lauch in einen Topf geben, in dem Sie vorher etwas Butter geschmolzen haben, ca. 5 min andünsten. Mit Agavensaft, Curry, Salz und Pfeffer würzen, nochmals mit 80 ml Wasser und Gemüsebrühe 10 min ziehen lassen. Mit dem Kartoffelpüree servieren, den gerösteten Sesam darüber streuen.

Variationen
Verwenden Sie statt Möhren andere Gemüsearten. Es eignen sich Auberginen, Zucchini, Pilze und andere saftige Gemüsearten. Nehmen Sie statt Kartoffeln mal Süßkartoffeln. Variieren Sie Ihre Gewürze. Versuchen Sie mal Paprika, oder Gewürzmischungen.

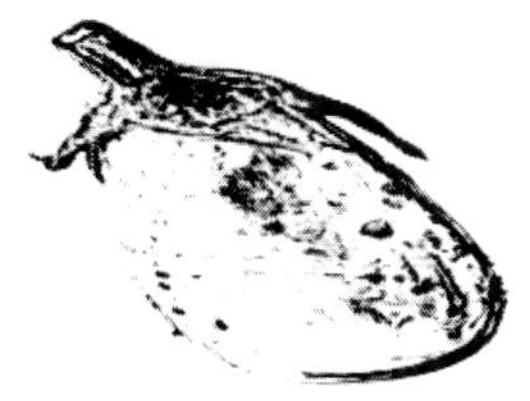

Tomatentopf mit Champignons

Zutaten 1 Person:
150 g Tomaten, 50 g Zwiebel, 70 g Champignons, etwas Butter, Basilikum, 1 EL saure Sahne, Kräutersalz, Pfeffer, Croutons

Zubereitung
Champignons schneiden, Tomaten vierteln, (wenn Sie die Haut stört, vorher blanchieren), in einem Topf mit etwas Butter zusammen mit der gewürfelten Zwiebel 10 min andünsten, mit Sahne und Gewürzen abschmecken und mit den Croutons bestreuen.

Variationen
Versuchen Sie es mit verschiedenen Gemüsen, Möhren, Auberginen, Zucchini, verschiedenen Pilzen, würzen Sie mal mit Kokosmilch, Sojasoße, süß-sauer. Lassen Sie sich von Fertigsoßen inspirieren, oder erfinden Sie selbst „Ihr" Gewürz! Wenn Sie noch Hunger auf Fleisch oder Fisch haben, so können Sie kleine Mengen davon entweder andünsten, oder direkt in die Gerichte geben. Versuchen Sie Lachs, Thunfisch, Putenbrust, gekochten Schinken. Wenn Sie unruhig schlafen oder sogar Nachtschweiß haben, versuchen Sie direkt vor dem Schlafengehen ein Glas Tomatensaft oder Möhrensaft. Vermeiden Sie abends weißen Zucker und weißes Mehl. Sonst feiern Darmpilze und Fäulnisbakterien nachts ein Fest in Ihrem Darm! Blähungen, Gärungsprozesse und schlimme Folgeerscheinungen werden Ihre Gesundheit gefährden. Trinken Sie nicht zu viel Alkohol abends.

Zwischenmahlzeiten

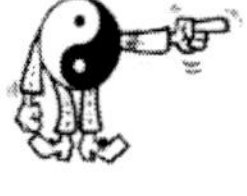

Nicht zu viele Zwischenmahlzeiten. Es eignen sich saftiges, leicht verdauliches Obst oder Gemüse, Säfte, Reis- oder Hafermilch, Studentenfutter, Joghurt oder würzige Tees mit Honig.

8.3 *Yin-Mangel / Überblick*

Frühstück
Als Start: Saftiges Obst oder Gemüse oder Saft (verdünnt). Mandarinen, Birnen, Melonen, Kirschen, Pfirsiche, Kiwis, Cherrytomaten, Äpfel.

Variante gekochtes Getreide, süß:

Getreide	Früchte / Obst	Ölsaaten / Fett	Flüssigkeit	Dazu
Quinoa, Reis, Dinkel, Hafer, Amaranth, Müsli	Rosinen, Kirschen, Äpfel, Birnen, reife Bananen	Butter, (Geröstete) Sonnenblumenkerne, Mandeln, Nüsse	Wasser, (verdünnte) Milch, Hafermilch, Reismilch	Joghurt, Sahne, Kokosmilch, Studentenfutter

Variante gekochtes Getreide, herzhaft:

Getreide	Gemüse	Ölsaaten / Fett	Tierisch	Flüssigkeit
Quinoa, Reis, Dinkel, Hafer, Amaranth	Pilze, Zucchini, Tomaten, Zwiebeln, Möhren	Butter, (Geröstete) Sonnenblumenkerne, Mandeln, Sesam	Ei, Huhn, Schweinefleisch, Kalb, Rind, Fisch	Wasser, (verdünnte) Milch, Hafermilch, Reismilch, Sahne

Tierische Produkte in nicht zu großen Mengen, ausreichend Flüssigkeit trinken.

Mittagessen

Es ist gut, vorher Obst oder Gemüsesaft zu trinken (verdünnt). Das Mittagessen sollte saftig und leicht verdaulich sein.

Getreide	Gemüse	Tierisch	Ölsaaten / Fett	Dazu
Reis, Dinkel, Quinoa, Hafer, Amaranth, Nudeln	Pilze, Zucchini, Tomaten, Zwiebeln, Möhren	Huhn, Schweinefleisch, Kalb, Rind, Fisch, Ei	Butter, (Geröstete) Sonnenblumenkerne, Mandeln, Nüsse, Sesam	Joghurt, Quark, Sahnepudding, Kokosmilch, Studentenfutter, reife Bananen

Abendessen

Auch hier liegt der Schwerpunkt bei saftigen Speisen mit Obst und Gemüse. Auch Reiswaffeln oder Knäckebrot oder Toast sind gut (in geringen Mengen). Das Abendessen kann dem Frühstück oder dem Mittagessen ähnlich sein, sollte aber in der Menge geringer ausfallen. Günstig: Joghurt, Quark, Kompotte, reifes, saftiges oder eingelegtes Obst. Trinken Sie verdünnte Säfte oder Hafer-, Reis- oder Sojamilch.

Zwischenmahlzeiten

Bei der gesamten Ernährung sollte hier auf kleine Mahlzeiten geachtet werden. Deshalb sind Zwischenmahlzeiten hier unter Umständen wichtig. Günstig: Rohkost als Obst oder Gemüse, rohe Möhren, Tomaten, Kohlrabi, Äpfel, Melonen oder Säfte. Geeignet ist auch Studentenfutter oder Joghurt.

Kapitel 9 *Ratschläge und Rezepte bei einem Zuviel an Yang und Zuviel an Yin*

Das Yang steht in der TCM für unsere Körperwärme, für unsere Körperspannung und den Stoffwechsel. Das Yin steht in der TCM für unsere Körpersäfte und das Körpergewicht. Nach den Regeln der TCM neigt man hier zum Schwitzen aufgrund eines erhöhten Stoffwechsels. Auch die Köperspannung ist zu hoch. Die Säfte stauen sich hier, was die Entgiftung beeinträchtigt und zu einer Neigung zum Übergewicht führt. Auf den folgenden Seiten bekommen Sie Ratschläge, wie Sie mit Hilfe Ihrer Ernährung Ihren Zustand deutlich verbessern können.

Hinweis:

Es handelt sich bei diesem Zustand um eine Kombination des Zustandes „Zu viel Yang" und „Zu viel Yin". Deshalb ähneln die Ratschläge und die Rezepturen in diesem Kapitel denen der vorher besprochenen Empfehlungen. Es macht also auch Sinn, sich diese Kapitel noch einmal anzusehen. Die Verbindung der beiden ergibt dann dieses Kapitel.

Der Stoffwechsel ist zu hoch, die Entgiftung ist zu langsam

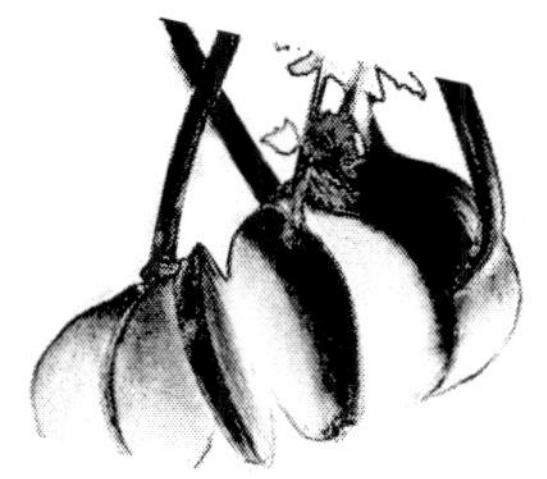

9.1 *Grundsätzliches*

Sie benötigen Lebensmittel, die Ihren Stoffwechsel bremsen und stabilisieren. Gleichzeitig sollten Ihre Nahrungsmittel die Entgiftung anregen. Wichtig sind langsam verdauliche Kohlehydrate, um die Blutzuckerkurve zu stabilisieren. Dazu gehören alle Vollkornprodukte wie auch Kartoffeln.

Um den Stoffwechsel zu bremsen, ist Rohkost besonders gut geeignet, da diese eine kühlende Wirkung hat. Bauen Sie also einen hohen Rohkostanteil in Ihren Ernährungsplan ein. Vollkornprodukte, aber besonders Rohkost, haben den Vorteil, dass sie auch die Entgiftung ankurbeln und Säfte in Bewegung bringen.

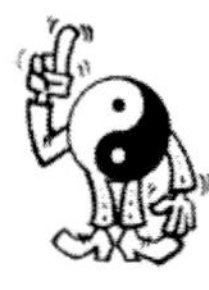

Ihr Körper neigt dazu, Stoffe festzuhalten. Die Entgiftung ist ein Schwachpunkt. Für die Entgiftung ist die Leber zuständig. Diese arbeitet insbesondere nachts. Wenn Sie abends (zu viel) essen, fließt das Blut nicht in die Leber sondern in die Verdauungsorgane. Statt zu entgiften, muss die Leber erst die ankommenden Nährstoffe verarbeiten. Dies hat zur Folge, dass man morgens weniger Appetit hat. Und abends haben Sie dann Hunger. Wichtig ist es, aus diesem Kreislauf herauszukommen. Deshalb ist ein leichtes Abendessen von großer Bedeutung. Wenn Sie schnell abnehmen wollen, dann versuchen Sie mal einige Zeit auf das Abendessen ganz zu verzichten. Leiden tut die Psyche, (aber auch nur abends!), dem Körper wird es nur gut gehen. Sie können tags- über mengenmäßig sogar mehr essen, als Sie das vorher insgesamt getan haben. Die Verdauungsdrüsen produzieren besonders am Vormittag ihre Säfte und Enzyme. Abends dagegen werden viel weniger Verdauungssäfte gebildet. Nehmen Sie sich also Zeit für Ihr Frühstück! Wenn Sie vormittags wenig Appetit haben, versuchen Sie morgens leichtes Obst oder Gemüse zu essen. Wenn Sie morgens schon Hunger haben, essen Sie sich satt, dann werden Sie insgesamt weniger essen.

Das Mittagessen sollte auf jeden Fall umfangreicher sein als das Abendessen. Essen Sie abends nur leicht verdauliche, entgiftende Lebensmittel, essen Sie abends so wenig wie möglich. So werden Sie morgens und tagsüber mehr Appetit haben. Hier können Sie mengenmäßig sogar mehr essen, es wird Ihnen nicht schaden. Es geht bei Ihnen auch darum, wann Sie essen, als wie viele Kalorien Sie essen. Insgesamt benötigen Sie Lebensmittel, die lange satt machen, dabei entgiftend und entwässernd wirken. Also Vollkornprodukte, viel Gemüse und „trockene" Nahrung wie Knäckebrot, damit ihre Säfte in Schwung kommen.

Ein leichtes Abendessen erleichtert die Arbeit der Leber

Besonders günstige Lebensmittel

Lebensmittelgruppen

Kartoffeln, Vollwertprodukte, Vollkornbrot, Knäckebrot, ballaststoffreiche Vollkornprodukte, Vollreis, Grünkern, Vollkornnudeln, Tofu, Rohkost, Gemüse, Hülsenfrüchte, Salate, knackiges Obst, Bananen, Südfrüchte, milchsauer vergorene Produkte wie Joghurt oder Quark, hochwertige Pflanzenöle.

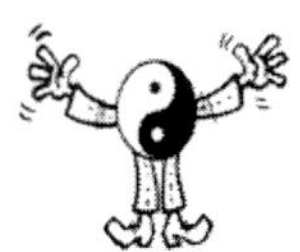

Einzelne Lebensmittel

Kartoffeln, Vollkornbrot, Vollkornnudeln, Mais(waffeln), Weizen, Gerste, Roggen, Tofuprodukte, Bohnen, Erbsen, Kichererbsen, grüne Salate, Endivien, Gurken, Chicoree, Spargel, Spinat, Paprika, Kohl, Sauerkraut, Rettich, Pilze, Zucchini, Spinat, Tomaten, alle Beeren und Früchte, Ananas, Äpfel, Birnen, Erdbeeren, Johannisbeeren, Orangen, besonders Trockenobst, Joghurt, Quark, Oliven, Olivenöl, Avocados.

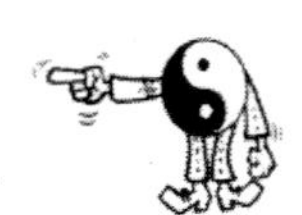

Fleisch, Fisch und Eier bitte nur sehr reduziert geniessen. Besser sind milchsaure Produkte wie Joghurt, Quark oder Kefir.

Zubereitungsformen

Wichtig sind Vollwertprodukte, vermeiden Sie Weißmehl. Vollkornbrot kann oder sollte ein Grundnahrungsmittel sein. Versuchen Sie (besonders am Anfang) vermehrt Kartoffeln in Ihren Speiseplan einzubauen. Diese reduzieren Ihren Appetit und machen satt. Sie entgiften und machen schlank!

Rohkost bremst das Yang und bringt die Säfte in Bewegung

Besonders als Vorspeise oder als Zwischenmahlzeit können Sie Rohkost einbauen (Möhren, Kohlrabi, Paprika). Essen Sie nicht zu viele gekochte Lebensmittel, führen Sie einen hohen Rohkostanteil ein. Wichtig ist, dass Sie viel kauen, das bringt die Säfte in Bewegung. Deshalb sind alle „trocknenden" Lebensmittel zu empfehlen. Also sind Lebensmittel wie Knäckebrot, getrocknetes Obst und Früchte gut geeignet. Wenn Sie Suppen oder Eintöpfe machen, geben Sie grob gewürfelte Möhren, trockene Brotwürfel oder ähnliches in die Suppe. So trinken Sie die Suppe nicht und werden auch deutlich langsamer essen. Sie können ihr Essen auch länger genießen! Essen Sie ballaststoffreiche Nahrung, das fördert die Darmtätigkeit und die Entgiftung.

Wenn Sie abends Hunger haben, kochen Sie Pellkartoffeln als Beilage oder Hauptgericht. Die Flüssigkeit, die man bräuchte, um daraus Kartoffelpüree zu machen, muss so Ihr Körper beisteuern. Bitte bedenken Sie: Sie haben mehr Säfte als genug, diese sind nur zu wenig im Umlauf! Sie können sich davon durchaus satt essen. Nur Mayonaisse und Fett sollten Sie durch leckeres Gemüse ersetzen.

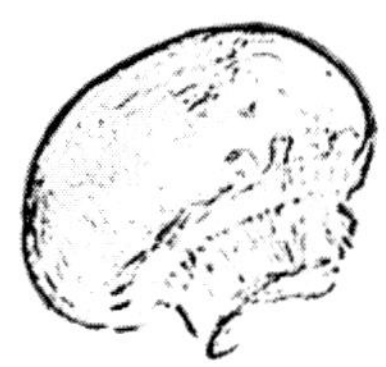

Tageszeiten, Appetit und Durst

Sie gehören zu den Menschen, die aufgrund Ihrer Veranlagung besonders auf unsere modernen Lebensbedingungen achten müssen. Ein altes Sprichwort sagt zu recht: „Frühstücke wie ein König, iss zu Mittag wie ein Edelmann und iss zu Abend wie ein Bettler." Morgens und bis mittags werden die meisten Verdaungssäfte gebildet. Nachts soll die Leber in Ruhe arbeiten können. So ist es für Sie besonders wichtig, ausreichend zu frühstücken und abends so leicht und so wenig wie möglich zu essen. Ein aktiver Mensch hat unter Umständen morgens keine Zeit für das Frühstück, es warten ja so viele Aufgaben. Nach kurzer Zeit ist der Blutzucker im Keller und dann muss schnell was in den Magen. So ein Start macht schwach und auf die Dauer dick und krank. Nehmen Sie sich also Zeit für Ihr Frühstück! Essen Sie sich satt, dann werden Sie insgesamt weniger essen. Mittags ist ein Salat als Vorspeise optimal. Verwenden Sie als Hauptspeise Kartoffeln, Vollkornnudeln oder Vollreis. Lieber sollten Sie eine Portion Nudeln mehr und dafür ein Schnitzel weniger genießen!

Ein vollwertiges Frühstück bringt Ruhe in den ganzen Tag

Das Abendessen sollte die kleinste Mahlzeit sein. Wenn Sie Hunger haben, essen Sie Vollkornbrot oder Kartoffeln. Knäckebrot, Oliven oder ein kleiner Salat sind günstig. Versuchen Sie möglichst auf Zwischenmahlzeiten zu verzichten. Wenn nötig, essen Sie Studentenfutter, Nüsse, frisches Obst oder Gemüse. Trinken Sie, wenn Sie Durst haben. Nur kalte Getränke, die Menschen mit hohem Stoffwechsel gerne trinken, sollten möglichst reduziert werden. Wenn Sie abends Hunger haben, aber nichts mehr essen wollen, versuchen Sie mal Sojamilch oder Obst/ Gemüsesäfte.

Ungünstige Lebensmittel

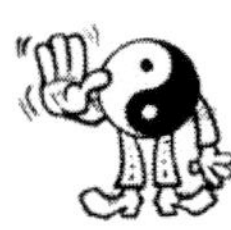

Sie haben ein „Bilanzproblem": Es kommen mehr Stoffe in Ihre Zellen hinein, als wieder herauskommen. So entsteht ein gestauter Zustand. Deshalb sind alle Lebensmittel schlecht, die Stoffe schnell und direkt in die Zellen ziehen und dort speichern. Dies sind besonders Zucker, weißes Mehl, tierische Eiweiße, besonders Fleisch und Käse. Zusätzlich erhöhen diese Ihren ohnehin schon erhöhten Stoffwechsel und führen nur zu noch mehr Hunger. Vermeiden Sie auch stark gezuckerte Getränke. Allgemein sollten Sie zu viele Fette meiden.

Vermeiden Sie zu viele und zu scharfe Gewürze, da diese den Stoffwechsel erhöhen. Vermeiden Sie zu viele kalte Getränke, es wird Ihren Magen ruinieren. Auch tierische Eiweiße erhöhen das Yang und das Yin. Besser sind milchsauer vergorene Produkte. Ein Joghurt morgens versorgt Sie mit den notwendigen Eiweißen und reduziert so den Hunger auf Fleisch!

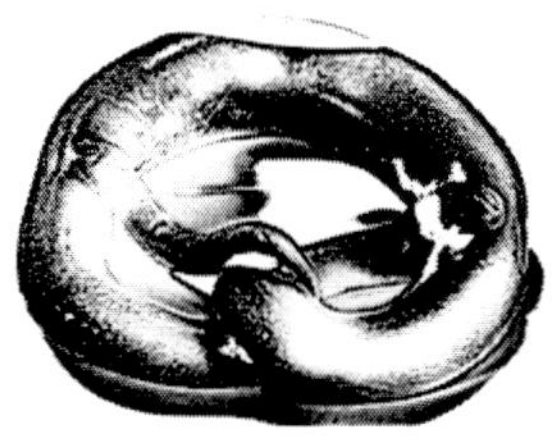

9.2 Tagesplan mit Rezeptvorschlägen

Frühstück

Es macht Sinn, vor dem eigentlichen Frühstück etwas knackiges Obst oder Gemüse zu essen. Günstig sind Äpfel, Orangen, Möhren, Kohlrabi, Gurken, Paprika. Günstig sind langsam verdauliche Kohlenhydrate mit Rohkostanteil, also Vollkornbrot, Knäckebrot, Reis- oder Maiswaffeln. Sie müssen nicht groß frühstücken, wenn Sie keinen Appetit haben. Halten Sie sich aber auf jeden Fall an das kleine Abendessen. Wenn Sie Appetit haben, essen Sie sich satt! Je mehr körperliche Anstrengungen Sie vor sich haben, desto mehr werden Sie verbrennen. Haben Sie wenig Bewegung, essen Sie entsprechend weniger! Die folgenden Varianten stabilisieren den Blutzucker, machen lange satt, geben lange Kraft und stabilisieren den Stoffwechsel ohne zu Übergewicht zu führen. Bitte bedenken Sie: Wenn Sie morgens zu wenig essen, werden Ihre Zellen bald Hunger bekommen. Hungrige Zellen nehmen alles auf, was sie bekommen können. Sie speichern alles, was nicht sofort verbraucht wird. Sie haben so jeden Tag Ihren Jojoeffekt! Also: Von einer „Morgendiät" ist noch keiner dünn geworden.

Wenn Sie nicht früstücken, kann eine baldige Unterzuckerung die Folge sein

Variante Vollkornbrot, Knäckebrot, Reis- oder Maiswaffeln

Nehmen Sie als Grundlage Ihres Frühstücks Vollkornbrot. Wenn Sie wollen, können Sie es auch toasten. Sie können auch Knäckebrot, Reis- oder, besser noch, Maiswaffeln verwenden. Hier einige Vorschläge für Ihren Brotbelag.

Vollkornbrot ist zum Frühstück besonders gut geeignet

Vollkornbrot mit Tofu(aufstrich), Chicoree und Schnittlauch
Vollkornbrot mit Olivenaufstrich, Paprika und Meerrettich
Vollkornbrot mit Frischkäse und Tomate, mit Kräutersalz
Vollkornbrot mit Sesammus und Bananen

Nachspeise zum Frühstück

Versuchen Sie Joghurt, am besten mit Obst oder Früchten wie Erdbeeren, Kirschen, Orangen. Auch eine Banane oder saftiges Obst, auch eingelegt, sind gut geeignet.

Variante Müsli

Versuchen Sie, das Müsli wirklich zu kauen und nicht zu trinken. Günstig sind Amaranth, Mais, („Vollkorn" Cornflakes), Dinkel, Hirse. Die Wirkung von Müsli hängt sehr von den Zutaten ab. Variieren Sie Ihre Zutaten (siehe Tagesplan). Hier einige Möglichkeiten:

Dinkelcrunchy (Fertigmischung) mit Sesam und Kefir
Mischmüsli (Fertigmischung) mit Aprikosen und Walnüssen
Frischkornmüsli mit Orangen und Quark
Cornflakes mit Bananenchips und Sultaninen

Variante warmes Frühstück

Ein warmes Frühstück ist sehr gut, wenn es nicht zu leicht verdaulich oder zu süß und fettig ist.

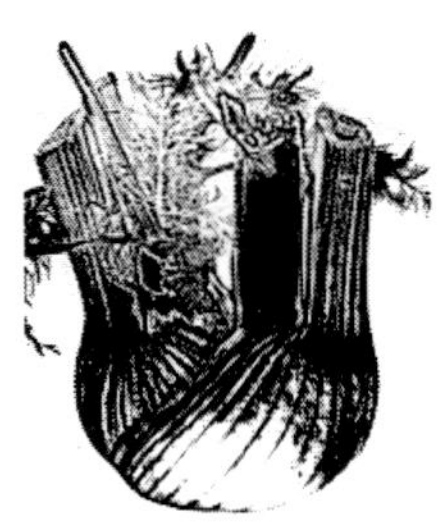

<u>Süßes Quinoa, mit Haselnüssen und Agavensirup</u>

Zutaten 1 Person:
50 g Quinoa, 250 ml Wasser, 1 EL Haselnüsse, 1 EL Rosinen, 1 TL Agavensirup, eine kleine Prise Salz, etwas Butter

Zubereitung
Quinoa 20 min in Wasser kochen, Haselnüsse und Rosinen ca. 5 min vor Ende der Garzeit einheben, mit Sirup, Butter und Salz abschmecken.

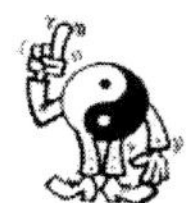

Variationen
Achtung: Quinoa, Hirse und andere Saaten benötigen je nach Größe oder Körnung unterschiedlich lange, bis sie gar sind.

Quinoa	Rosinen	Butter	Haselnüsse
Hirse, Bulgur, Amaranth, Dinkel	(Getrocknete) Äpfel, Birnen, Aprikosen, Bananen, Ananas	Olivenöl, Sahne, Sesamöl, Sojaöl, Walnussöl	Sonnenblumenkerne, Nüsse, Walnüsse, Cashewkerne, angeröstet

Versuchen Sie auch einmal ein herzhaftes Frühstück.

<u>Grünkern, herzhaft, mit Austernpilzen, Spargel, Gemüsebrühe und Joghurt:</u>

Zutaten 1 Person:
50 g Grünkern, 70 g Austernpilze, 100 g Spargel, ½ Gemüsebrühwürfel, 1 EL Joghurt, 200 ml Wasser, Gewürzsalz

Grünkern ist leicht bitter und deshalb hier gut geeignet

Zubereitung
Pilze und Spargel schneiden, Grünkern in Gemüsebrühe 20 min kochen, dann die Champignons und Paprika hinzufügen und nochmals 10 min mitkochen, mit Joghurt abschmecken.

Variationen

Ein herzhaftes Frühstück verringert spätere Hungerattacken

Grünkern	Austern-pilze	Gemüse-brühe	Joghurt	Oder
Weizen, Dinkel, Mais, Gerste, Bulgur	Pfifferlinge, Zucchini, Spargel, Kohlrabi, Bohnen, Erbsen	Oliven(öl), Sesam(öl), Sojasoße, Pesto	Quark, Tomatenmark, Kresse, Schnittlauch, Petersilie	Frischkäse, leichter Braten, Nüsse

<u>Bulgur, herzhaft mit Linsen und Zucchini, Frischkäse und Sesam</u>

Zutaten 1 Person:

40 g Bulgur, 220 ml Wasser, 30 g Linsen, 60 g Zucchini, 50 g Zwiebeln, 1 EL Sesam, 1 EL Frischkäse, 1 TL Gemüsebrühe

Zubereitung

Bulgur und Zwiebeln in Gemüsebrühe 10 min kochen, Linsen über Nacht einweichen oder vorkochen, Zucchini kleinschneiden, mit den Linsen in den Bulgur einrühren, nochmals 10 min köcheln lassen, mit Frischkäse und geröstetem Sesam abschmecken.

Variationen

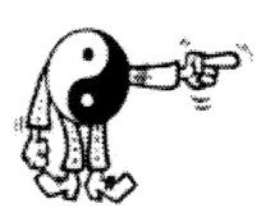

Bulgur	Linsen	Zucchini	Frisch-käse	Sesam
Quinoa, Polenta, Grünkern, Amaranth, Hirse	Chicoree, Paprika, Soja-sprossen, Sellerie, Fenchel	Austern-pilze, Paprika, Auberginen	Sauerrahm, Quark, Joghurt	Walnüsse, Pinienkerne, Mandeln

Mittagessen

Ein zu hoher Stoffwechsel führt leicht dazu, dass man zu viel und die falschen Dinge isst. Schon alleine deshalb, weil man zu „Heißhunger“ neigt. Um hier gegenzusteuern, ist ein Salat als Vor- oder Hauptspeise angezeigt. Die Hauptmahlzeit sollte dann überwiegend vollwertige Kohlehydrate enthalten. Wenn Sie sich an diese Regeln halten, haben Sie das Wichtigste schon getan! Genießen Sie das Mittagessen als Belohnung, essen Sie deshalb langsam und mit Genuss!

Ein Salat kann Mittags sogar die Hauptspeise sein

Eisbergsalat mit Thunfisch und Oliven

Zutaten 1 Person:
1/4 Eisbergsalat, 30 g gehackte Schalotte,
1 EL Joghurt, 60 g Thunfisch, einige Oliven, Kräutersalz,
Pfeffer, Olivenöl

Zubereitung

Eisberg waschen und schneiden, zusammen mit der klein gewürfelten Schalotte und den Oliven in eine Schüssel geben, mit Öl, Salz, Pfeffer und Joghurt gut vermengen, dann den gewürfelten Thunfisch (in der Mitte) aufbringen, evtl. mit anderen Zutaten garnieren und servieren.

Variationen

Sie haben hier ein Basisrezept für einen Salat, den Sie in alle Richtungen verändern können. Versuchen Sie verschiedene Salate wie Chicorée, Gurken, Kohlrabi, Möhren. Verfeinern Sie den Salat mit Beilagen wie geröstetem Sesam, Sonnenblumenkernen, Kürbiskernen, gehackten Nüssen. Versuchen Sie andere Öle wie Kürbiskernöl, Sesamöl, Sojaöl. Verwenden Sie andere Grundlagen wie geraspelte Möhren, geschnittene Champignons, Äpfel, Paprika, eingelegte Tomaten usw. Wenn Sie aus dem Salat ein vollwertiges Essen machen wollen, geben Sie leichte Käsesorten, gebratene Putenbrust, Schinken, oder ähnliche Bestandteile dazu. Versuchen Sie verschiedene Dressings wie Essig/Öl, Joghurtdressing, auch mal eine Fertigmischung.

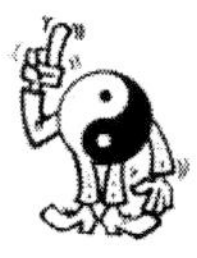

Würzige Suppe mit Kichererbsen und Kartoffeln, grünem Pesto und Petersilie

Zutaten 1 Person :
25 g Kichererbsen, 1 TL Gemüsebrühe, 50 g Zwiebel, 150 g Kartoffeln, Petersilie, 1 EL Grünes Pesto, 250 ml Wasser

Bitte vergessen Sie nicht, Hülsenfrüchte einzuweichen

Zubereitung
Kichererbsen über Nacht einweichen, Kartoffeln und Zwiebel in Würfel schneiden, alles zusammen in Gemüsebrühe 30 min kochen, mit Petersilie, Pesto, Salz und evtl. Pfeffer abschmecken.

Variationen

Kicher-erbsen	Kartoffeln	Petersilie	Pesto	Dazu
Bohnen, Linsen, Erbsen	Auberginen, Kürbis, Kohlrabi	Schnitt-lauch, Oregano, Basilikum	Ajvar, Mojo	Sesam, Kerne, Nüsse, Gewürze

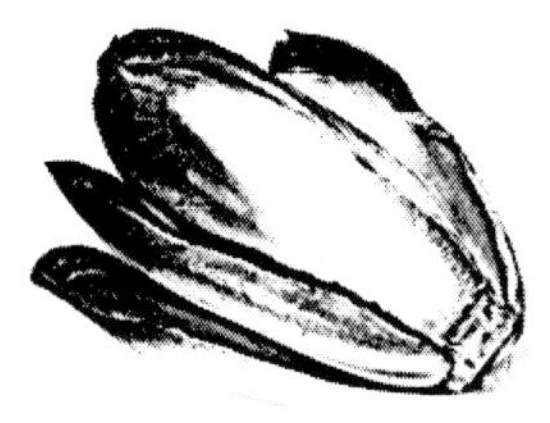

Grünkern, herzhaft, mit Sojasprossen, Paprika und Sojasoße

Zutaten 1 Person:
40 g Grünkern, 220 ml Wasser, 60 g Sojasprossen, 60 g rote Paprika, Gewürzsalz, 2 EL Sojasoße, 1 TL Gemüsebrühe, etwas Pfeffer

Zubereitung
Grünkern waschen und 20 min lang in Gemüsebrühe kochen, dann Sojasprossen dazugeben, nochmals 10 Minuten ziehen lassen, mit Sojasoße, Salz und Pfeffer abschmecken, mit der gehackten Paprika überstreuen.

Variationen
Hartkäse wie etwa Parmesan als Zusatzgewürz schmeckt sicher sehr gut. Sie sollten aber wenigstens bei der Menge vorsichtig sein. Mittags ist das noch erlaubt, abends sollten Sie darauf verzichten.

Grünkern	Soja-sprossen	Paprika	Sojasoße	Pfeffer
Weizen, Dinkel, Mais, Gerste, Bulgur, Quinoa	Bambus-sprossen, Austern-pilze, Pfifferlinge, Steinpilze	Möhren, Croutons	Meerrettich, Senf	Sesam, Schnitt-lauch, Oregano, Basilikum

Wenn Sie Käse essen wollen, ziehen Sie Frischkäsesorten vor.

Vollwertige Farfalle mit Champignons in Tomaten/Joghurtsoße mit Pinienkernen

Zutaten 1 Person :
80 g Vollkornfarfalle, 60 g Champignons, 40 g Lauchzwiebeln, 2 Tomaten oder entsprechend Tomatensoße, 50 ml Wasser, 1 TL Gemüsebrühe, 1 EL Joghurt, Olivenöl, Pinienkerne, Salz.

Vollkornnudeln sind deutlich gesünder als Nudeln aus weißem Mehl

Zubereitung
Nudeln al dente kochen, geschnittene Pilze und die fein geschnittenen Lauchziebeln in separatem Topf in Öl leicht anbraten, die geviertelten Tomaten dazugeben, 5 min lang erhitzen, 50 ml Wasser und Gemüsebrühe beigeben, Joghurt unterrühren, 5 Minuten auf kleiner Flamme köcheln lassen. Die Nudeln mit der Soße übergießen und mit den Kernen bestreuen.

Variationen

Farfalle	Champignons	Tomaten	Joghurt	Pinienkerne
Andere Nudeln, Reis, Bulgur, Kartoffeln	Austernpilze, Steinpilze, Paprika	Zucchini, Auberginen, Zwiebeln	Pesto, (saure) Sahne, Mojo	Kürbiskerne, andere Nüsse, Sesam

Thunfischmedallion mit Zucchini und Salzkartoffeln

Zutaten 1 Person :
100 g Thunfischmedallion, 150 g Kartoffeln, 100 g Zucchini,
1 Msp süßer Paprika, Salz, 2 EL Joghurt, 50 ml Wasser,
1 EL Maismehl

Zubereitung
Kartoffeln schälen und in Salzwasser kochen, Fisch in Streifen schneiden, Zucchini grob würfeln, beides in einer Pfanne in Olivenöl anbraten, Joghurt, Maismehl und Wasser hinzufügen, mit Paprika würzen, evtl. Salz und Pfeffer beigeben, aufkochen und umrühren, auf oder mit den fertigen Kartoffeln servieren.

Kartoffeln wirken entgiftend und entwässernd

Variationen
Bitte nehmen Sie so wenig Fisch wie möglich, dafür lieber etwas mehr Kartoffeln! Wenn es ums Gewicht geht, ist Fisch die bessere Lösung als Fleisch. Verschiedene Pilze verfeinern die Mahlzeit. Bestreuen Sie Ihre Mahlzeiten mit Sonnenblumenkernen oder anderen Nüssen. Versuchen Sie auch mal Tofu!

Thunfisch	Zucchini	Kartoffeln	Joghurt	Paprika
Rind, Geflügel, Forelle, Lachs, Tofu	Champignons, Auberginen, Spargel	Vollkornnudeln, Quinoa, Bulgur, Dinkel, Reis	Ajvar, Tomatenmark, Pesto, diverse Soßen	Curry, Oregano, Petersilie, andere Gewürze

Nachspeisen

Geniessen Sie am besten etwas Saftiges ohne Fett mit nicht zu vielen Kalorien. Hier einige Vorschläge:

Aprikosen mit Joghurt und Pistazien

Zutaten 1 Person :
60 g Aprikosen, 1 EL Pistazien, 50 ml Apfelsaft, etwas Zitronensaft, 1 TL Agavensirup, 2 EL Joghurt

Zubereitung
Aprikosen würfeln, mit Apfelsaft vermengen oder pürieren, die restlichen Zutaten untermengen.

Nachspeisen sollten eine Ausnahme bleiben

Variationen
Wenn Sie es kühl mögen, so stellen Sie das Ganze 5 Minuten ins Kühlfach. Kühle Lebensmittel sollten die Ausnahme bleiben. Sie können statt Aprikosen andere Früchte nehmen. Bestreuen Sie die Zutaten mit gerösteten Sonnenblumenkernen oder Pistazien.

Ananas mit Bannensplittern und Quark und gerösteten Sonnenblumenkernen

Zutaten 1 Person :
Ananaswürfel, Bananensplitter, leichter Quark, geröstete Sonnenblumenkerne

Zubereitung
Ananas und Bananensplitter mit etwas Quark belegen und mit den Kernen bestreuen.

Variationen

Ananas	Bananen	Quark	Kerne
Birnen, Orangen, Melonen, Äpfel	Kirschen, Mandarinen, Mangos	Joghurt, Reismilch, Sojamilch	Pinienkerne, Mandeln

Abendessen

Sie benötigen zum Abendessen besonders leichtverdauliche, entgiftende Lebensmittel, damit ihre Leber nachts arbeiten kann. Verzichten Sie so weit wie möglich auf tierische Eiweiße. Essen Sie kleine Mengen. Vermeiden Sie nach Möglichkeit Nudelgerichte, denn diese sind abends (für Ihr Gewicht!) ungeeignet. Maisnudeln sind noch am ehesten geeignet.

Günstige Lebensmittel

Kartoffeln, Spargel, Zucchini, Spinat, Pilze, leichte Kohlsorten, Lauch, Rettich, Sellerie, Tomaten, alle Beeren und Früchte, Ananas, Äpfel, Birnen, Orangen, besonders Trockenobst, Mais, Polenta, Knäckebrot, Oliven, Avocados. Wenn Sie tierische Eiweiße essen wollen, so ist Schafs- und Ziegenkäse besser als Kuhkäse. Frischkäse ist besser als Hartkäse. Mageres Fleisch ist besser als fettiges Fleisch, heller Fisch ist besser als fettiger oder dunkler Fisch.

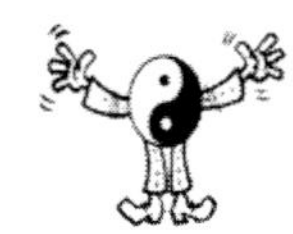

Sehr günstig ist *Knäckebrot* mit leichten vegetarischen Aufstrichen, dazu Oliven, Avocados, Tomaten, Spargel, evtl. auch Essiggurken. Variieren Sie Knäckebrot mit Maiswaffeln. Auch Reiswaffeln sind in Ordnung. Wenn Sie warm essen wollen, setzen Sie als Schwerpunkt Kartoffeln, Reis und Gemüse ein.

Konzentierte Lebensmittel sind abends ungünstig

Hier einige supereinfache Beispiele:

Salzkartoffeln mit Pfifferlingen
Ofenkartoffel mit Quark und Schnittlauch
Pellkartoffeln mit Chicoree und / oder Spargel

Essen Sie dazu Knäckebrot oder Vollkornkräcker. Versuchen Sie mal Tofuprodukte als Beilage.

Kartoffeln mit Spinat

Zutaten 1 Person :
150 g Kartoffeln, 150 g Spinat, 2 EL Joghurt, 50 g Zwiebel, 1 TL Gemüsebrühe, 30 ml Wasser, Olivenöl

Zubereitung:
Kartoffeln schälen, würfeln und in Salzwasser kochen.
Zwiebeln in Olivenöl andünsten, Spinat und Gemüsebrühe dazugeben, zusammen (nach Vorschrift) kochen lassen mit Salz und evtl. Pfeffer abschmecken.

Varianten
Kochen Sie Kartoffeln mit Spargel, Pilzen, Zucchini oder sonstigem leckeren Gemüse. Verzichten Sie auf tierische Eiweiße soweit wie möglich.

Gedünstete Kohlrabi mit Champignonsoße

Zutaten 1 Person :
150 g Kohlrabi, 60 g Champignons, 50 g Zwiebel, 2 TL Meerrettichdip, Olivenöl, Kräutersalz, Pfeffer

Abends ist Gemüse besonders gut geeignet

Zubereitung
Kohlrabi und Pilze in Scheiben schneiden, Zwiebel würfeln, das ganze in Olivenöl andünsten, mit den Gewürzen und etwas Wasser abschmecken.

Varianten
Alle leichten Gemüsesorten eignen sich. Mit Pilzen schmeckt das Ganze hervorragend. Sie können dazu Kartoffeln oder Knäckebrot essen. Man kann Gemüse auch ohne Öl, sondern einfach nur in Wsser leicht dünsten.

Brokkolipfanne mit Möhren, Paprika und Meerrettich

Zutaten 1 Person :
Brokkoli, eine kleine Zwiebel, Möhren, rote Paprika, Kräutersalz, Olivenöl, Meerrettich

Zubereitung
Gemüse kleinschneiden, in der Pfanne mit Olivenöl (oder in Wasser) leicht dünsten und würzen.

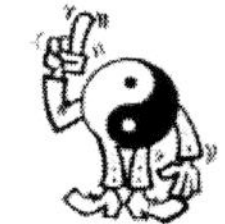

Zwischenmahlzeiten

Diese sollten Sie nach Möglichkeit vermeiden. Wenn Sie Hunger haben, versuchen Sie rohes Gemüse wie Möhren, Kohlrabi, Paprika. Oder frisches Obst wie Äpfel, Erdbeeren, Ananas, Birnen. Auch Knäckebrot oder Maiswaffeln sind günstig. Trinken Sie leckeren Tee und vermeiden Sie zu kalte und gezuckerte Getränke.

Letzte Anmerkungen und Ratschläge

Diese Rezepte sind Richtlinien und Vorschläge. Sie können diese variieren, so dass es Ihrem Geschmacksempfinden und Gewohnheiten entspricht. Eine Ernährungstherapie sollte niemals dogmatisch sein. Versuchen Sie sich an die Grundregeln zu halten, das ist wichtiger als einzelne Lebensmittel. Wenn Sie gerne ohne Rezepturen arbeiten oder diese selbst entwickeln wollen, so ist dies kein Problem. Sollten Sie weitere Rezepturen suchen, so beachten Sie unsere Literatur- und Internethinweise. Alleine auf der Seite von „Schrot und Korn" finden Sie hunderte Rezepte, die Sie gemäß den hier gegebenen Richtlinien anwenden oder verändern können.

Wir wünschen Ihnen eine gute Gesundheit und einen guten Appetit!!

9.3 *Yang-Fülle - Yin-Fülle / Überblick*

Frühstück

Variante Vollkornbrot

Start	Vollwert	Auflage	Sonstiges	Nachher
Knackiges Gemüse / Obst Säfte	Knäckebrot, Vollkorn-brot, Maiswaffeln	Magere Wurstsorten Frischkäse, Brotauf-striche, Tofu	Oliven, eingelegte Paprika, Radieschen, Gurken, Chiccoree	Fettarmer Joghurt, Quark, Obst, Früchte

Variante Müsli

Start	Vollwertmüsli	Beigaben	Nachher
Knackiges Gemüse / Obst Obst-, Gemüse-saft	Dinkelmüsli, Cornflakes (ohne Zucker), verdünnte Milch, Joghurt, Quark	Ölsaaten, Nüsse, Mandeln, Sesam, Rosinen, Olivenöl	Fettarmer Joghurt, Quark, Obst, Früchte

Variante warmes Frühstück

Start	gekochtes Getreide	Zutaten	Nachher
Knackiges Gemüse / Obst, Obst-, Gemüse-saft	Hirse, Mais, Reis, Dinkel, Weizen, Grünkern, Bulgur	Gemüse, Paprika, Zucchini, Pilze, Öle, Joghurt, saure Sahne	Fettarmer Joghurt, Quark, Obst, Früchte

Mittagessen

Als Vorspeise eignet sich gut ein kleiner Salat. Zu viele tierische Produkte vermeiden.

Salat	Vollwert	Gemüse/ Hülsenfrüchte	Gewürze	Nach-speise
Grüner Salat, Chiccoree, Tomaten	Kartoffeln, Vollkornnu-deln, Vollreis, Grünkern, Hirse, Tofu	Zwiebeln, Gemüse, Erbsen, Bohnen, Linsen	Meerrettich, Senf, Petersilie, Oregano	Fettarmer Joghurt, Quark, Obst, Früchte

Abendessen

Tierische Produkte minimieren! Zucker und Mehl vermeiden. Besser keine Nudeln abends.

Rohkost	Getreide u.a.	Gemüse	Tierisch	Obst
Kleiner Salat	Knäckebrot, (wenig) Voll-kornbrot, Maiswaffeln, Maisnudeln	Kartoffeln, Spargel, Zucchini, Spinat, Hülsen-früchte	Frischkäse, Joghurt, Quark, Molke	Ananas, Äpfel, Birnen, Früchte, Beeren

Zwischenmahlzeiten

Diese sollten, wenn möglich vermieden werden.

Obst	Gemüse	Vollwert	Sonstiges
Alles was schmeckt	Knackiges Gemüse	Knäckebrot	Studenten-futter

Kapitel 10 ***Ratschläge und Rezepte bei einem Mangel an Yang und Yin***

Das Yang steht in der TCM für unsere Körperwärme und für unsere Körperkraft. Das Yin steht in der TCM für die Körpersäfte, die Feuchtigkeit und die Körpermasse. Nach den Regeln der TCM fehlen hier Körperkraft und Körperwärme. Auch die Säfte fehlen, was zu allgemeiner Trockenheit führt. Es besteht von der Veranlagung her eher eine Neigung zum Untergewicht. Auf den folgenden Seiten bekommen Sie Ratschläge, wie Sie mit Hilfe Ihrer Ernährung Ihren Zustand deutlich verbessern können.

Hinweis:
Es handelt sich bei diesem Zustand um eine Kombination des Zustandes „Zu wenig Yang" und „Zu wenig Yin". Deshalb ähneln die Ratschläge und die Rezepturen in diesem Kapitel denen der vorher besprochenen Empfehlungen. Es macht also auch Sinn, sich diese Kapitel noch einmal anzusehen. Die Verbindung der beiden ergibt dann dieses Kapitel.

10.1 *Grundsätzliches*

Wärmende und befeuchtende Nahrung baut Yang und Yin auf

Wichtig sind wärmende, kräftigende, leicht verdauliche und saftige Lebensmittel. Besonders anzuraten ist ein warmes Frühstück mit Lebensmitteln, die Wärme und Säfte aufbauen. Mittags sollte eine kleine Kraftbrühe die Vorspeise sein. Trinken Sie wärmende aromatische Tees oder scharf gewürzte Obst und Gemüsesäfte. Bitte vermeiden Sie schwer verdauliche Vollkornbrote, zu viel Rohkost und unreifes Obst. Ernähren Sie sich überwiegend von „Kraftnahrung" (siehe Kapitel „Kraftnahrung"), in Verbindung mit befeuchtender „Saftnahrung" (siehe „Befeuchtende Lebensmittel"). Sie benötigen für den Aufbau von Körpersäften und zum Schutz Ihrer trockenen Schleimhaut hochwertige Fette wie Butter oder Ölsaaten. Wichtig sind kleine, leichtverdauliche Mahlzeiten. Große Portionen und schnelles Essen überfordern Ihre Verdauungsorgane und werden Sie noch mehr schwächen. Essen Sie lieber öfter und dafür kleinere Portionen.

Besonders günstige Lebensmittel

Lebensmittelgruppen

Für das Yang:

Saaten, Körner (Getreide, Ölsaaten, Hülsenfrüchte), gedünstetes Gemüse, Wurzelgemüse, Knollengemüse, Zwiebeln, Ei, helles Fleisch (Geflügel) und heller Fisch, reifes Obst.

Für das Yin:

Saftiges Obst und Gemüse, verdünnte Säfte, befeuchtendes Getreide, auch als „ Milch" (z.B. Reismilch), Butter, Nüsse, Ölsaaten, milchsauer vergorene Milchprodukte.

Einzelne Lebensmittel

Hafer(milch), Amaranth, Reis(milch), Quinoa, Dinkel, Süßreis, Tomaten(produkte), Karotten(saft), Zwiebeln, Fenchel, Lauch, Pilze, Süßkartoffeln, rote Beete, Sellerie, Spinat, Spargel, Linsen, Geflügel, Rind, heller Fisch, süßes, reifes Obst, Weintrauben, Melonen, reife Bananen, Birnen, Kirschen, Pfirsich, Heidelbeeren, Kokos(milch), Mandeln, Sesam, Nüsse, Sonnenblumenkerne, Butter, Weizenkeime, warmer Joghurt mit Zimt, Kompotte.

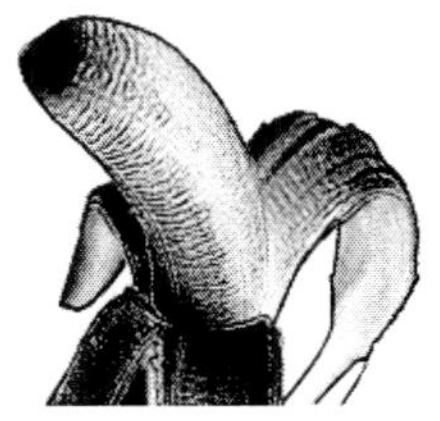

Zubereitungsformen

Generell sollten Sie überwiegend warm essen. Kraftbrühen sollten sehr lange kochen, je nach Lebensmittel ein bis drei Stunden. Verwenden Sie viel Gemüse und ein wenig Fisch oder Fleisch und essen Sie kleine Mengen. Eine warme Kraftsuppe erweckt dann den Appetit auf frische Lebensmittel. Nach der Kraftbrühe wird man diese Lebensmittel viel besser verdauen können. Gemüse kann man leicht andünsten, dann ist es leichter verdaulich, befeuchtet und erhält die Vitamine. Rohkost sollte nur in geringen Mengen verzehrt werden. Allgemein sind rote und weiche Gemüsesorten leichter verdaulich als grüne und harte Sorten. Also eignen sich hier besonders Cherrytomaten, reifer roter Paprika, Linsensprossen, junge Möhren oder Kohlrabi.

Vermeiden Sie zu viel Rohkost, essen Sie lieber warm

Viele Ölsaaten können eingeweicht werden. Sie sind dann leichter verdaulich und enthalten mehr Vitalstoffe. Auch kann man Nüsse und Kerne anrösten, was die wärmende Wirkung verstärkt. Verwenden Sie hochwertige Fette, in dem Umfang, wie sie diese vertragen. Butter ist hier ein sehr gutes Mittel. Wenn Sie gerne Brot essen, so toasten Sie dieses. Es wird Ihnen schmecken und gut tun. Obst und Früchte sollten reif und süß sein. Auch Kompotte sind hervorragend geeignet. Wichtig ist, dass Sie saftige Lebensmittel als einen Schwerpunkt einbauen. Dabei ist es wichtig, dass Sie viel kauen. Weichkäse und Frischkäse sind besser geeignet als Hartkäse, da dieser schwerer verdaulich ist und sehr viele Säfte verbraucht. Besonders gut geeignet sind milchsauer vergorene Milchprodukte wie Joghurt, Quark usw. Essen Sie den Joghurt warm und gewürzt mit Zimt, Ingwer, Koriander, Vanille oder anderen wärmenden Gewürzen.

Ungünstige Lebensmittel

Wichtig ist zunächst einmal, dass Sie langsam essen! Auch zu große Mahlzeiten erschöpfen schnell Ihre Verdauungsorgane. Essen Sie lieber öfter und langsam. Alles, was sehr sauer oder bitter ist, wirkt eher kühlend und ist daher ungünstig. Rohkost ist allgemein eher kühlend, besonders grüne und harte Sorten. Für schwerverdauliches Vollkornbrot benötigt der Körper viel Kraft und Saft. Allgemein sind Hafer- und Dinkelbrote leichter verdaulich als Roggenbrote. Unreifes Obst sowie saure Zitrusfrüchte sind nicht zu empfehlen. Das Trinken von kaltem Wasser ist sehr ungünstig, da es das Yang verletzt. Trinken Sie lieber warme Gewürztees oder wenigstens warmes Wasser. Sehr stark ballaststoffhaltige Lebensmittel scheuern die dünne Schleimhaut wie ein Schmiergelpapier. Seien Sie also vorsichtig mit zu viel Vollkornbrot oder kleiehaltigen Lebensmitteln. Sie benötigen die öligen Ballaststoffe, die die Schleimhaut schützen. Diese befinden sich in den Ölsaaten. Bei tierischen Eiweißen sind geringe Mengen sehr gut. Seien Sie aber bei der Menge vorsichtig. Ihre dünne Schleimhaut ist schnell überfordert. Es ist wie mit der Bewegung: Nicht übertreiben, sonst ist Sport Mord.

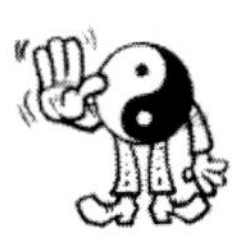

Vermeiden Sie weißen Zucker, auch gezuckerte Getränke. Essen Sie lieber Milchzucker, der schützt Ihre Darmflora. Als „Ersatz" sind Rosinen, Traubensaft oder (geringe Mengen) Trockenobst geeignet.

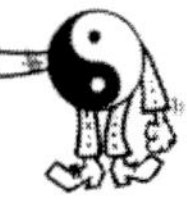

Tageszeiten und Appetit

Die Verdauungsdrüsen produzieren besonders am Vormittag ihre Säfte und Enzyme. Abends dagegen werden kaum noch Verdauungssäfte gebildet. Die Leber bereitet sich abends auf ihre Entgiftungsarbeit vor. So ist das Frühstück von höchster Bedeutung. Sinnvoll ist es, morgens den Appetit anzuregen und ihn abends eher zu bremsen. So können unsere Bauchorgane ihrem ureigenen Rhythmus folgen. Gesundheit lässt sich dann schwer vermeiden.

Den Appetit regt man hier sinnvollerweise an, indem man saftiges Obst isst oder scharfe Tees trinkt. Versuchen Sie süßes, reifes Obst als Start oder einen Gewürztee mit Honig vor dem Frühstück. Auch ein Glas warmer Karottensaft mit Salz und Pfeffer ist günstig. Weichen Sie Mandeln, Sonnenblumenkerne über Nacht ein und essen Sie einige davon als Bestandteil Ihres Frühstücks. Das aktiviert Ihre Verdauung und schützt Ihre Schleimhaut.

Wenn der Appetit zunimmt, ist dies ein gutes Zeichen

Vermeiden Sie Unterzuckerung, denn dann ist die Gefahr groß, dass Sie auf Süßigkeiten zurückgreifen. Der Geist kann dann nur zusehen, wie der Körper zum Schrank mit dem Süßkram geht! Benutzen Sie saftige Zwischenmahlzeiten. Abends sollten Sie nur eine kleine Mahlzeit zu sich nehmen. Gehen Sie aber nicht mit nüchternem Magen zu Bett. Ihr Schlaf wird sonst unruhig und wenig erholsam. Wenn Sie nichts essen wollen, dann versuchen Sie mal Hafer- oder Reismilch. Liebe figurbewusste Damen- und Herrenwelt! Bitte beachten Sie, dass ein Mangel an Appetit einen Mangel an Lebenskraft bedeutet. Und bestimmt wird man ohne Appetit nicht dünn, sondern krank! Mehr Appetit heißt mehr Stoffwechsel, mehr Verbrennungsvorgänge. Wenn man zur richtigen Zeit die richtigen Dinge isst, wird man sein Wunschgewicht gesund und fröhlich erreichen!

Gewürze, Tees

Gewürze und Heilpflanzen regen die Stoffwechselorgane an. Hier sind besonders wärmende und kräftigende Gewürze gefragt. Allgemein sollte Sie versuchen, schärfer zu würzen. Besonders günstig sind scharfe und süße Mittel. Zimt, Fenchel, Anis, Süßholz aber auch Meerrettich, Senf, Chili und Pfeffer wärmen und regen den Stoffwechsel an. Um die Säfte aufzubauen, kann man warme Gemüsesäfte oder Reis -/ Hafermilch mit Salz und Pfeffer trinken.

10.2 Tagesplan mit Rezeptvorschlägen

Frühstück

Morgens werden die meisten Verdauungssäfte gebildet. Es macht Sinn, morgens den Appetit anzuregen und abends weniger zu essen. Für geschwächte Menschen ist es besonders wichtig, nicht zu große Portionen zu essen. So werden Sie die Kraft, die in der Nahrung steckt, auch erhalten. Ein Ernährungstherapeut gab hierzu folgende Weisheit zum Besten: „Es heißt ja: *Man ist, was man isst.* Das ist nur die halbe Wahrheit. Ergänzend muss es heißen: *Man ist was man verdaut*. Denn was helfen einem die gesündesten Lebensmittel, wenn man diese unverdaut wieder ausscheidet."

Unsere Verdauungsorgane haben morgens die größte Kraft

Gewürztee, süßes, reifes Obst oder gewürzter, warmer Saft als „Vorspeise"

Um die Verdauungsorgane „anzukurbeln" und den Organismus zu wärmen sind würzige, scharfe Tees oder Gewürztees mit Honig hervorragend: Zimt, Fenchel, Anis, Kardamon, „Yogitee". Süßes, reifes Obst, langsam gekaut, regt die Verdauungsorgane an und bildet Säfte. Sie können auch Tomaten- oder Möhrensaft mit Salz und Pfeffer versuchen.

> Versuchen Sie, warm zu frühstücken. Die Zeit die Sie investieren, bekommen Sie durch mehr Kraft und Saft zurück.

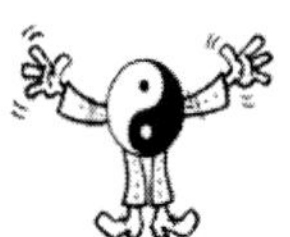

Aromatischer Basmatireis, süß mit Mandeln, Kokosflocken und Honig

Zutaten 1 Person:
40 g Basmatireis, 250 ml Wasser, 1 EL Mandelsplitter, 1 EL Rosinen, 1 EL Kokosflocken, Honig, Zimt, Ingwer, eine kleine Prise Salz, etwas Butter

Butter tonisiert Yin und Yang

Zubereitung
Reis in Wasser 25 min kochen, Mandeln, Kokosflocken und Rosinen dazugeben, nochmals ca. 10 min mitkochen, mit Honig, Butter und Gewürzen abschmecken.

Variationen
Sie können statt Wasser auch Reis- oder Hafermilch nehmen. Achtung: Reis, Hirse und auch andere Saaten benötigen je nach Größe oder Körnung unterschiedlich lange, bis sie gar sind.

Reis	Rosinen	Butter	Mandeln	Zimt
Quinoa, Hafer, Amaranth, Dinkel	(Getrocknete) Äpfel, Kirschen, Bananen, Pfirsiche	Olivenöl, Sahne, Sesamöl, Sojaöl, Walnussöl	Sonnenblumenkerne, Nüsse, Walnüsse, Cashewkerne, angeröstet	Anis, Fenchel, Kardamon, Muskat, Vanille

Geschmackvolles Quinoa, mit Möhren und Aubergine

Zutaten 1 Person:
40 g Quinoa, 230 ml Wasser, 70 g Möhren, 70 g Aubergine, 50 g Zwiebel, Butter, Salz, Pfeffer, 1 TL Gemüsebrühe, Schnittlauch, 1 EL Creme fraiche

Zubereitung
Quinoa mit Wasser und Gemüsebrühe körnig vorkochen (20min). Gemüse kleinschneiden, Aubergine und Zwiebeln in der Pfanne mit Butter andünsten, am Schluss die gewürfelte Möhre dazugeben (dann hat sie noch Biss), das vorgegarte Quinoa und die Gewürze mit etwas Wasser mitdünsten, die Gewürze mitgeben, 5 Min ziehen lassen, fertig.

Quinoa enthält viele wertvolle Eiweisse und ist leicht verdaulich

Variationen
Sie können Quinoa und Gemüse auch in einem Topf zusammen kochen. Sie können auch Fleisch oder Fisch dazugeben. Am besten Fleisch/Fisch separat in einer Pfanne leicht anbraten und dazu servieren.

Quinoa	Gemüse	Fette /Öl	Gewüze	Eiweiße
Amaranth, Hafer, Reis, Dinkel	Fenchel, Pilze, Bohnen, Erbsen	Olivenöl, Sahne, saure Sahne	Salz, Pfeffer, Brühe, Schnittlauch	Geflügel, heller Fisch, Ei

Vollkornbrot als Frühstück ist nicht optimal, da es eher schwer verdaulich ist und trocknet. Wenn Sie dennoch Vollkornbrot wählen, dann ziehen Sie leicht verdauliche Sorten wie Haferbrot oder Dinkelbrot vor. Essen Sie nicht zu viel davon. Toasten Sie das Brot und essen Sie es am Besten mit Butter und Honig. Verwenden Sie als Beigabe dazu Zutaten wie etwa ein Ei, Frischkäse, etwas Braten oder Fisch. So haben Sie immer noch eine warme Kraftnahrung.

Müsli ist in Ordnung, wenn es nicht überzuckert ist und nicht zu viele Ballaststoffe enthält. Günstig sind Hafer, Dinkel, Reis, Amaranth. Günstig ist es auch, die Zutaten anzurösten oder zu kochen. Also auch die Nüsse, die hier gut passen. Rosinen kann man vorher einweichen. Verdünnen Sie die Milch oder nehmen Sie Hafer- oder Reismilch zum Müsli. Würzen nicht vergessen. Versuchen Sie als Nachspeise einen warmen Joghurt, Kefir oder Quark, gewürzt mit Zimt oder Ingwer, mit Früchten oder Obst. Gut geeignet sind auch Kompotte.

Leider essen geschwächte Menschen oft die falschen Lebensmittel

Vermeiden Sie alles, was eher schwerverdaulich ist, also saure Rohkost, Hartkäse, Roggenvollkornbrot, fettige Kost. Auch weißes Mehl und Zucker wird sie schwächen und nicht kräftigen.

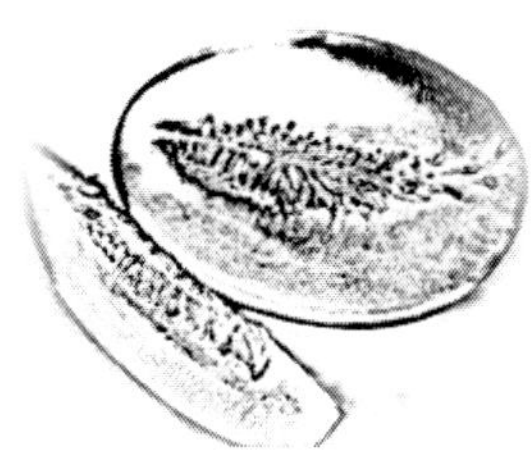

Mittagessen

Als Vorspeise rate ich zu einer leichten Kraftbrühe oder wenigstens zu einer Suppe. Bitte verwenden Sie nur kleine Mengen tierischer Bestandteile. Sie müssen nicht unbedingt Fleisch oder Fisch mit zugeben. Auch Gemüse und Getreidesuppen wirken hervorragend, wenn man sie nur lange genug kocht.

Kraftbrühe mit Rindergulasch, mit Möhren und Austernpilzen

Zutaten 2 Personen:
150 g Rindergulasch , 100 g Zwiebeln, etwas Suppengrün, Salz, einige Pfefferkörner, 100 g Austernpilze, 100 g Möhren, frischer Schnittlauch

Kraftbrühen waren in allen Kulturen die Nahrung der Kranken und Schwachen

Zubereitung

Gulasch zusammen mit den Zwiebeln, dem Pfeffer und den Suppengrün in einem größeren Topf mit Wasser bedecken und ca. 2 Stunden köcheln lassen. Je nachdem, wie dick die Suppe sein soll, mit Wasser auffüllen. Die klein geschnittenen Austernpilze und die Möhren hineingeben und ca. 10 Minuten nochmals köcheln lassen, mit Salz würzen, mit dem geschnittenen Schnittlauch garnieren und servieren. Guten Appetit!

Variationen

Sie können auch andere Fleischsorten wählen. Auch diverse Fischsorten sind gut geeignet. Schauen Sie mal in Grossmutters Kochbuch! Dort finden Sie zahlreiche Rezepte für Kraftbrühen aller Art. Versuchen Sie auch mal, Getreide mitzukochen. Günstig sind Hafer, Dinkel oder Reis. Auch Hülsenfrüchte wie Bohnen oder Erbsen schmecken darin sehr lecker. Denken Sie daran, Hülsenfrüchte wenigstens über Nacht einzuweichen. Wenn Sie auf Fleisch verzichten möchten, sollten Sie statt Fleisch vermehrt Hülsenfrüchte, Wurzelgemüse und Körner wie Hafer oder Reis verwenden. Sie benötigen dann auch etwas mehr Fett (Butter), da Hülsenfrüchte eher trocknen. Vegetarier, die frieren, sollten versuchen, sich insgesamt konsequent warm zu ernähren und nur wenig Rohkost zu essen.

Gulasch	Zwiebeln	Zutaten	Gemüse	Gewürze
Geflügel, Kalb, Hammel, Wild, Meeres-früchte, Krabben, Fisch	Lauch, Sellerie, Knoblauch	Fenchel, Kohl, Kartoffeln, Rettich	Zucchini, Pilze, Spargel, Blumenkohl, Brokkoli	Nelken, Meerrettich, Senf, Kümmel, Ingwer

Gemüsesuppe mit Seelachs, Croutons und Käse

Zutaten 1 Person:
60 g Zwiebeln, 40 g Sellerie, 60 g Blumenkohl, 80 g Seelachs, 250 ml Wasser, Salz, Butter, 1 Msp Pfeffer, Salz, 2 EL Weißwein, Croutons, 1 EL geriebener Emmentaler, Schnittlauch

Zubereitung

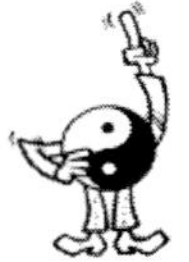

Die Zwiebeln, Sellerie und Blumenkohl in grobe Würfel schneiden, ca. 4 min in der Butter leicht anbraten, mit Wasser übergießen, den Fisch und den Pfeffer hinzufügen und 15-20 Minuten kochen lassen, Weisswein einrühren. Die Suppe in den Teller, dabei die Croutons auf die Suppe legen, den Käse aufstreuen und zuletzt mit Schnittlauch garnieren.

Variationen

Zwiebeln	Sellerie	Seelachs	Butter	Gewürze
Lauch, Sellerie	Fleisch-brühe, Fischbrühe, Gemüse-brühe	Saure Sahne, Haferflocken	Olivenöl, Kokosmilch, Nussöle	Petersilie, Sojasoße, Basilikum, Fenchel

Wem dies zu kräftig ist, hier eine leichte, etwas scharfe Suppe:

Herzhafte Tomatensuppe mit scharfen Ajvar , saurer Sahne mit Pistazienkernen

Zutaten 1 Person:
150 g Tomaten (frisch oder aus der Dose), 60 ml Ajvar (scharf), 100 ml Wasser, 1 TL Gemüsebrühe, 50 g Zwiebel, 1 EL saure Sahne, 1 EL Pistazienkerne, Salz

Zubereitung
Zwiebel kleinschneiden, in Butter leicht andünsten, geschälte Tomaten grob würfeln, zusammen in Gemüsebrühe und Ajvar aufkochen, 10 min köcheln lassen, mit saurer Sahne abschmecken und mit Pistazienkernen und Salz würzen.

Tomaten enthalten neben viel Wasser auch viele Vitalstoffe

Varianten
Sie können statt Tomaten auch anderes Gemüse nehmen, kochen und pürieren, und mit anderen Zutaten ergänzen. Versuchen Sie als Gewürz Sesam oder auch mal geröstete Sonnenblumenkerne. Bestreuen Sie die Suppe nach Geschmack mit Croutons, Parmesan, geriebenem Emmentaler, gerösteten Nüssen.

Als Hauptspeise eignen sich besonders Reis, Quinoa, Hafer, Nudeln, dazu saftiges Gemüse mit hochwertigen Fetten. Verwenden Sie in geringem Umfang tierische Produkte.

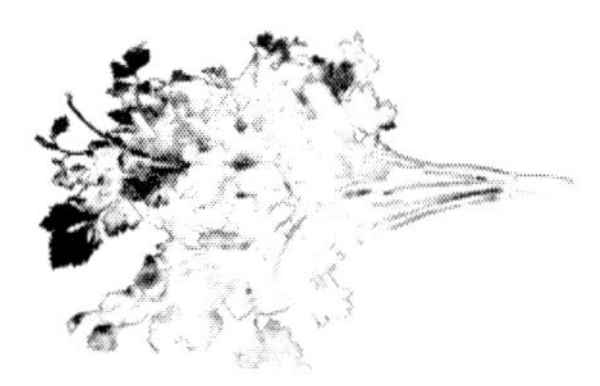

Sahneschnitzel mit Langkornreis und Auberginen

Zutaten 1 Person :
80 g Putenmedaillon, 30 g Langkornreis, 50 g Lauchzwiebeln, 80 g Auberginen, 40 g roter Paprika, 2 EL (saure) Sahne, Olivenöl, Curry, Salz, 180 ml Wasser

Bitte essen Sie nur die Portion, die Ihnen auch gut bekommt

Zubereitung
Reis 30 min in Salzwasser kochen, Fleisch und Zwiebel schneiden, in einer Pfanne in Olivenöl anbraten, Aubergine mit anbraten, Sahne hinzufügen, mit Curry würzen, evtl. Salz und Pfeffer beigeben, gekochten Reis in die Pfanne geben, kurz hochkochen lassen, dabei kräftig umrühren, mit dem klein gewürfelten Paprika bestreuen und servieren.

Variationen
Versuchen Sie statt Fleisch auch mal Fisch. Selbst ein Ei können Sie einrühren. Verschiedene Pilze verfeinern die Mahlzeit.

Pute	Aubergine	Reis	Olivenöl	Lauch-zwiebel
Schwein, Rind, Kalb, Geflügel, Thunfisch, Ei	Champignons, Zucchini, Spargel	Vollkornnudeln, Quinoa, Bulgur, Dinkel, Kartoffeln	Butter, Sesamöl, Kokosmilch, Walnussöl	Zwiebeln, Lauch, Sellerie

Kräftiger Bohneneintopf mit Zucchini, Bergkäse, Dinkel und Sesam

Zutaten 1 Person :
30 g rote Bohnen, 250 ml Wasser, 1 TL Brühe, 50 g Zwiebeln
30 g Dinkel, 2 EL geröstete Sonnenblumenkerne, 50 g Lauch,
40 g Bergkäse, Salz, Pfeffer

Zubereitung
Bohnen über Nacht einweichen, abgießen, mit dem Dinkel und dem Lauch zusammen in der Brühe ca. 40 Minuten kochen. Die Zwiebeln in kleine Würfel schneiden, mit den Sonnenblumenkernen in einer Pfanne in Butter anbraten, mit dem gewürfelten Bergkäse zusammen in den Eintopf einfüllen, gut umrühren, würzen und nochmals 5 Minuten ziehen lassen. Mit noch etwas weiteren Kernen servieren.

Variationen

Bohnen	Dinkel	Lauch	Kerne	Gewürze
Erbsen, Kicher-erbsen, Linsen	Reis Hafer, Quinoa	Gemüse nach Laune	Walnüsse, Pistazien	Meerrettich, Curry, Kümmel

Beachten Sie bitte, dass verschiedene Getreidesorten unterschiedliche Kochzeiten haben. Auch die Menge an der benötigten Flüssigkeit ist verschieden. Wenn Sie Bohnen dabei haben wollen, macht es unter Umständen Sinn, diese vorzukochen, da einige Sorten bis zu einer Stunde kochen müssen.

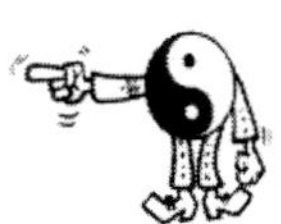

Hinweis:

Viele Rezepturen im Kapitel „ Zu wenig Yang" eignen sich auch, wenn zusätzlich das Yin fehlt. Sie sollten hier etwas mehr saftige Zutaten und etwas mehr hochwertige Fette benutzen, dann könnnen Sie diese Rezepturen ebenfalls verwenden.

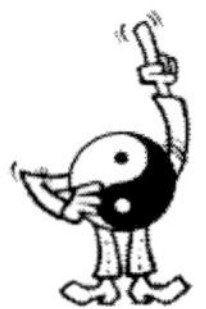

Nachspeisen

Wenn möglich warm, würzig, saftig und leicht verdaulich. Als Beilagen eignen sich Nüsse und leichtverdauliche Ölsaaten. Hier einige leckere Vorschläge:

Mango(kompott) mit Vanille, Honig und Walnusssplittern

Zutaten 1 Person :

1 Mango oder fertiges Kompott, Vanille, Walnussplitter, Honig

Zubereitung

Mangos in Stücke schneiden, 2- 5 min kochen, mit Vanille und Honig würzen, mit Walnusssplitter überstreuen.

Variationen

Mango	Vanille	Walnüsse	Honig
Birnen, Melonen, Pfirsiche, Kirschen	Anis, Kardamom, Muskat	Sonnenbumen-kerne, Sesam, Kürbiskerne	Ahornsirup, Agavensaft, Rübensirup

<u>Kirschjoghurt mit geröstetem Sesam und Zimt:</u>

Zutaten 1 Person :
Joghurt, Kirschen, evtl. Milchzucker oder flüssiger Honig, geröstete Sesamsaat, Zimt

Zubereitung
Alle Zutaten nach Laune verrühren. Wenn möglich, warm servieren.

Variationen
Statt Kirschen kann man Pfirsiche, Pflaumen oder sonstige Beeren oder Obst nehmen. Statt Honig eignen sich Milchzucker, Ahornsirup, Agavensaft. Versuchen Sie auch mal Schlagsahne als Beigabe. Andere Nüsse, eingeweicht oder geröstet, verfeinern jede Speise.

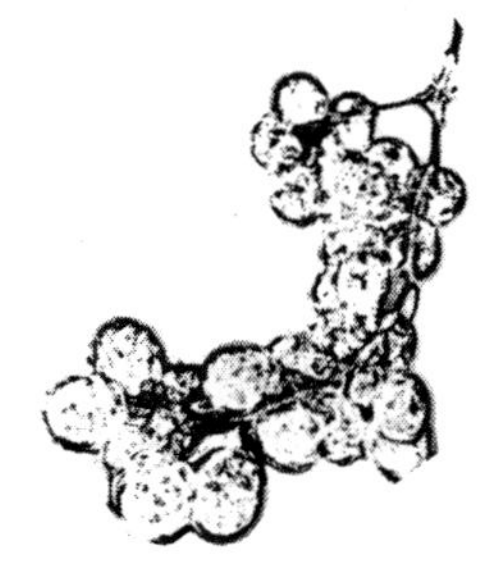

Abendessen

Bevorzugen Sie leicht verdauliche, saftige Lebensmittel. Essen Sie kleine Mengen. Das Abendessen kann dem Frühstück oder Abendessen ähnlich sein, nur eben nicht so umfangreich. Essen Sie leicht, locker und saftig und nicht zu viel. Essen Sie nicht zu spät, gehen Sie aber auch nicht nüchtern zu Bett. Wenn Sie kalt essen wollen, so sind folgende Nahrungsmittel günstig:

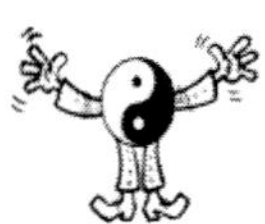

Reiswaffeln, etwas leichtes Knäckebrot (ohne zu viele Ballaststoffe), pflanzliche Brotaufstriche, Kompotte, Cherrytomaten, kalter Braten, Krabben

Versuchen Sie, auch abends warme Speisen und / oder Getränke zu sich zu nehmen. Warme Getränke verhindern ein Auskühlen, was Sie wiederum nur schwächen würde. Hier einige Vorschläge:

Rote Beetesaft mit Salz und (Chili)pfeffer:

Statt roter Beete können Sie auch Karottensaft, Tomaten- oder Gemüsesaft nehmen.

Heißer Birnensaft mit Zimt:

Statt Birnensaft können Sie auch Holundersaft, Apfelsaft, Traubensaft, oder andere Frucht- oder Obstsäfte nehmen. Sie können auch noch Honig hinzufügen.

Heiße Reismilch, mit Salz und Pfeffer, oder mit Zimt oder Vanille:

Sie können auch Hafermilch oder verdünnte Milch nehmen. Sojamilch wirkt eher kühlend und sollte daher warm getrunken werden. Auch hier können Sie Honig beigeben.

Oder Sie machen sich noch einen „Abenddrink" mit etwas mehr Gehalt:

Bananen mit Reismilch und Kürbiskernen

Zutaten 1 Person :
Eine Banane, 1 Tasse Reismilch, Kürbiskerne, Zimt und Honig

Zubereitung:
Alle Bestandsteile mit einem Pürierstab grob mixen.

Bananen	Reismilch	Kürbis-kerne	Zimt	Honig
Melonen, Erdbeeren, Kirschen, Birnen, Früchte, Beeren	Joghurt, Hafermilch, Sojamilch, Kokosmilch	Pinienkerne, Walnuss-kerne, Sesam, Nüsse	Anis, Vanille, Ingwer	Agavensaft, Ahornsirup, Milchzucker

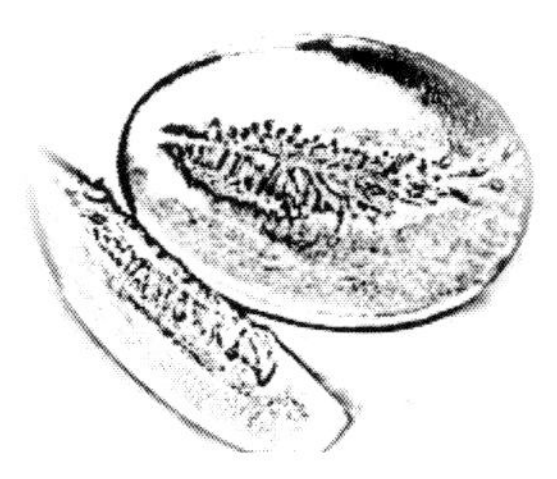

Sehr günstig ist eine kleine warme Mahlzeit. Einige Beispiele:

Leichtes Kartoffelpüree mit Brokkoli und Mandeln

Zutaten 1 Person :
100 g Brokkoli, 150 g Kartoffeln, 40 g Zwiebeln, 1 EL Butter, 1 TL Honig, 1 EL Mandelsplitter, geschrotet und geröstet, 70 ml Milch, etwas Muskatnuss, Kräutersalz

Zubereitung
Kartoffelpüree: Kartoffeln schälen und in Salzwasser 20 min kochen, abschließend grob stampfen, Butter und Milch dazugeben, mit Muskat und Kräutersalz abschmecken.
Brokkoli schneiden, und mit dem geschnittenen Zwiebeln in einen Topf geben, in dem Sie vorher etwas Butter geschmolzen haben, ca. 10 min andünsten. Mit Honig, Salz und Pfeffer würzen, nochmals mit etwas Gemüsebrühe 10 min ziehen lassen. Mit dem Kartoffelpüree servieren, die gerösteten Mandelsplitter darüber streuen.

Variationen
Versuchen Sie auch mal Süßkartoffeln, benutzen Sie andere Gemüsesorten und Gewürze.

Saftiges Ajvar mit Möhrenstreifen

Zutaten 1 Person :
150 g Ajvar, 50 g Zwiebel, 100 g Möhren, etwas Butter, Petersilie, 1 EL saure Sahne, Kräutersalz, Pfeffer, Croutons

Zubereitung
Möhren in Streifen schneiden, in einem Topf mit etwas Butter, zusammen mit der gewürfelten Zwiebel 10 min andünsten, mit Ajvar aufkochen, mit Sahne und Gewürzen abschmecken und mit den Croutons bestreuen.

Scharfe Gewürze wärmen, die Sahne und die Butter befeuchten

Variationen
Versuchen Sie es mit verschiedenen Gemüsen, Brokkoli oder Auberginen, Zucchini, verschiedenen Pilzen, würzen Sie mal mit Kokosmilch, Sojasoße, süß-sauer. Lassen Sie sich von Fertigsoßen inspirieren, oder erfinden Sie selbst „Ihr" Gewürz! Wenn Sie noch Hunger auf Fleisch oder Fisch haben, so können Sie kleine Mengen davon entweder andünsten, oder direkt in die Gerichte geben. Versuchen Sie Seelachs, Pangasius, Thunfisch, Putenbrust oder gekochten Schinken.

Wenn Sie unruhig schlafen oder sogar Nachtschweiß haben, versuchen Sie direkt vor dem Schlafengehen ein Glas Tomatensaft oder Möhrensaft. Vermeiden Sie abends weißen Zucker und weißes Mehl. Sonst feiern Pilze und Fäulnisbakterien nachts ein Fest in Ihrem Darm! Blähungen, Gärungsprozesse und schlimme Folgeerscheinungen werden Ihre Gesundheit gefährden. Trinken Sie nicht zu viel Alkohol abends.

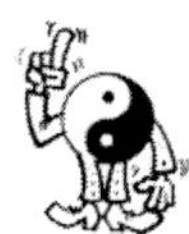

Hier noch eine süße Variante:

<u>Warmes Apfelkompott mit Walnusskernen und Zimt</u>

Zutaten 1 Person :
1-2 Äpfel oder Kompott, geröstete Walnusskerne, Zimt, Honig

Zubereitung
Die Äpfel waschen, entkernen und in Scheiben schneiden, 10 min dünsten, mit Honig und Zimt verrühren, mit Walnusskernen servieren.

Zwischenmahlzeiten
Nicht zu viele Zwischenmahlzeiten, aber auch keine großen Mahlzeiten. Leichtverdauliches Obst, warme, gewürzte Säfte, Reis- oder Hafermilch, etwas Knäckebrot, würzige Tees mit Honig, „Studentenfutter", mit leichten Ölsaaten.

Letzte Anmerkungen und Ratschläge
Diese Rezepte sind Richtlinien und Vorschläge. Sie können diese variieren, so dass es Ihrem Geschmacksempfinden und Gewohnheiten entspricht. Eine Ernährungstherapie sollte niemals dogmatisch sein. Versuchen Sie sich an die Grundregeln zu halten, das ist wichtiger als einzelne Lebensmittel. Wenn Sie gerne ohne Rezepturen arbeiten oder diese selbst entwickeln wollen, so ist dies kein Problem. Sollten Sie weitere Rezepturen suchen, so beachten Sie unsere Literatur- und Internethinweise. Alleine auf der Seite von „Schrot und Korn" finden Sie hunderte Rezepte, die Sie gemäß den hier gegebenen Richtlinien anwenden oder verändern können.

Wir wünschen Ihnen eine gute Gesundheit und einen guten Appetit!!

10.3 *Yang- und Yin-Mangel / Überblick*

Frühstück

Als „Vorspeise“ saftiges, reifes Obst, warme gewürzte Säfte oder Gewürztees.

Variante gekochtes Getreide, süß:

Start	Früchte / Obst	Ölsaaten	Flüssigkeit	Gewürze
Quinoa, Reis, Amaranth, evtl. Hirse, Hafer, Dinkel, Müsli	Rosinen, Kirschen, Äpfel, Birnen	Butter, (geröstete) Sonnenblumenkerne, Mandeln, Nüsse, Sesam	Wasser, (verdünnte) Milch, Hafermilch, Reismilch	Zimt, Anis, Kardamom

Variante gekochtes Getreide, herzhaft:

Start	Gemüse	Ölsaaten	Flüssigkeit	Gewürze
Quinoa, Reis, Amaranth, evtl. Hirse, Hafer, Dinkel, Müsli	Zwiebeln, Lauch, Fenchel, saftiges Gemüse	Butter, (Geröstete) Sonnenblumenkerne, Mandeln, Nüsse, Sesam	Wasser, (verdünnte) Milch, Hafermilch, Reismilch	Pfeffer, Chili, Meerrettich, Senf, Curry

Müsli mit Hafer, Dinkel, warm, mit angerösteten Saaten, eingeweichten Rosinen, Zimt in verdünnter Milch oder Reis- bzw. Hafermilch. Evtl. mit Früchten. Getoastetes Brot, am besten Hafer- oder Dinkelbrot, mit Butter und Honig, nicht zu viel Vollkorn!

Mittagessen

Kraftsuppe als Vorspeise, wenn verträglich mit Fleisch, sonst Gemüsesuppen mit Getreide.

Fleisch / Fisch	Gemüse	Getreide	Ölsaaten	Gewürze
Huhn, Rind, Hammel, Fisch, Meeresfrüchte	Zwiebeln, Lauch, Fenchel, Möhren, Sellerie, Pilze, saftiges Gemüse	Quinoa, Reis, Amaranth, evtl. Hirse, Hafer, Dinkel	Butter, (Geröstete) Sonnenblumenkerne, Mandeln, Nüsse, Sesam	Pfeffer, Chili, Meerrettich, Senf, Curry, Salz

Hauptspeise
Leichtverdauliches Essen, nicht zu große Portion. Gut sind Aufläufe, Gebackenes, Gedünstetes, helles Fleisch, Fisch, evtl. Ei, gedünstetes Gemüse, Getreide, Nudeln, Reis, Kartoffelpüree. Kräftige, würzige Soßen, salzig und etwas scharf würzen.

Nachspeise
Warmes Obst / Kompott mit Früchten und gerösteten Ölsaaten, warmer, gewürzter Joghurt, mit Obst oder Beeren.

Abendessen
Leicht, warm, nicht zu viel, ähnlich wie das Frühstück oder Mittagessen, evtl. noch mal eine Suppe, leichtes Knäckebrot, Reiswaffeln, Kartoffelpüree, gedünstetes Gemüse. Warmes Obst/ Kompott mit Früchten und gerösteten Ölsaaten. Gewürzter Joghurt.

Zwischenmahlzeiten
Kleine Mengen, saftig, leicht verdaulich, gut gewürzt, wenn möglich warm. Süßes, reifes Obst, Kompotte, warme Säfte, gebackene Bananen, leichtes Knäckebrot.

Kapitel 11 Ratschläge und Rezepte bei Zuviel an Yang und Zuwenig an Yin

Das Yang steht in der TCM für unsere Körperwärme, für unsere Körperspannung und den Stoffwechsel. Das Yin steht in der TCM für die Körpersäfte, die Feuchtigkeit und die Körpermasse. Nach den Regeln der TCM ist hier der Stoffwechsel zu hoch und damit auch die Körperwärme. Gleichzeitig hat man einen Mangel an Körpersäften, man neigt zu Trockenheit. Auf den folgenden Seiten bekommen Sie Ratschläge, wie Sie mit Hilfe Ihrer Ernährung Ihren Zustand deutlich verbessern können.

Hinweis:
Es handelt sich bei diesem Zustand um eine Kombination des Zustandes „Zu viel Yang" und „Zu wenig Yin". Deshalb ähneln die Ratschläge und die Rezepturen in diesem Kapitel denen der vorher besprochenen Empfehlungen. Es macht also auch Sinn, sich diese Kapitel noch einmal anzusehen. Die Verbindung der beiden ergibt dann dieses Kapitel.

11. 1 Grundsätzliches

Saftige Lebensmittel befeuchten und bremsen das Yang

Sie benötigen Lebensmittel, die Ihren Stoffwechsel beruhigen und dabei „befeuchtend" wirken. Wichtig sind langsam verdauliche Kohlehydrate, um die Blutzuckerkurve zu stabilisieren. Dazu gehören vor allem Vollreis und Vollkornprodukte. Um den Stoffwechsel zu bremsen, ist saftige Rohkost besonders gut geeignet, da diese eine kühlende Wirkung hat und die Verdauungsdrüsen „befeuchtet": Wichtig ist ein ausreichendes Frühstück. Da Sie zu wenig Säfte haben, benötigen Sie saftige Lebensmittel. Auch Obst- oder Gemüsesäfte sind gut. Dünne Menschen verbrennen mehr Fett als andere. Deshalb benötigt Ihr Organismus viele hochwertige Fette. So schützen Sie Ihre Schleimhäute und helfen Ihrer Leber bei der Entgiftung. Auch sollten Sie langsam essen, da die Verdauungssäfte nicht immer ausreichen. Verzichten Sie auf Lebensmittel, die Sie stark austrocknen. Vermeiden Sie weißen Zucker und weißes Mehl, so wie einen zu hohen Fleischkonsum.

Besonders günstige Lebensmittel

Lebensmittelgruppen

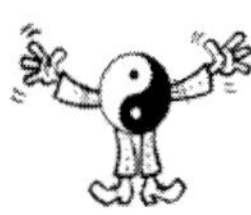

Vollwertprodukte, Vollreis, Vollkornnudeln, saftiges Obst und Gemüse, verdünnte Säfte, saftige Rohkost, Salate, Südfrüchte, milchsauer vergorene Produkte wie Joghurt oder Quark, hochwertige Fette wie Butter, Ölsaaten, Nüsse, „Studentenfutter".

Einzelne Lebensmittel

Zu viel Vollkornbrot kann die dünne Schleimhaut überfordern

Vollreis, Vollkornnudeln, Weizen, Quinoa, Amaranth, Tomaten, alle Tomatenprodukte, Karotten(saft), rote Beete, Süßkartoffeln, Blattsalate, Gurken, roter Paprika, Pilze, Zucchini, Spinat, Spargel, Kartoffelpüree, Weintrauben, Melonen, reife Bananen, Mangos, Birnen, Feigen, Kirschen, Pfirsich, Heidelbeeren, Äpfel, Erdbeeren, Südfrüchte, Avocados, Datteln, Mandeln, Kokos, Sesam, Sonnenblumenkerne, Oliven, Weizenkeime, Hafer(milch), Sojamilch, Reis(milch), milchsaure Produkte wie Joghurt, Quark, Kefir, Fleisch und Fisch, Schwein, Rind, Geflügel, Kabeljau, Thunfisch, Forelle, Lachs.

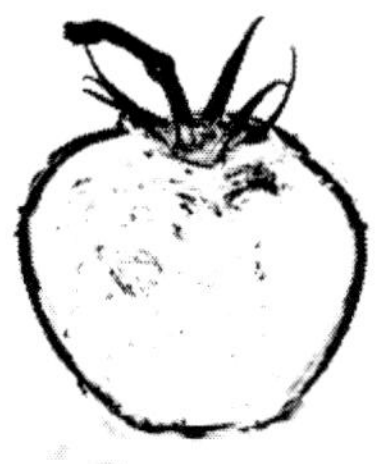

Zubereitungsformen

Wichtig sind Vollwertprodukte, damit der Blutzucker stabil bleibt. Vollkornbrot ist gut. Sie sollten aber nicht zu viel davon essen, da es ihre dünne Schleimhaut angreift. Das beste Grundnahrungsmittel ist Vollkornreis und Reisprodukte wie Reisnudeln oder Reiswaffeln. Auch Quinoa und Amaranth sind günstig. Wenn Ihnen das zu viel „Kocherei" ist, dann kochen Sie Reis alleine für ein bis zwei Tage vor und essen Sie diesen wie die Asiaten als „Hauptbeilage". Besonders als Zwischenmahlzeit können Sie saftige Rohkost einbauen (Tomaten, Gurken, Möhren, Kohlrabi, rote Paprika). Auch saftiges Obst ist wichtig.

Essen Sie nicht nur gekochte Lebensmittel, versuchen Sie einen Rohkostanteil einzuführen. Bitte essen Sie langsam und nicht zu viel auf einmal, denn Ihre dünne Schleimhaut ist sonst schnell überfordert. Trinken Sie viel, am besten sind verdünnte Säfte. Hervorragend ist Tomatensaft oder Gemüsesaft. Versuchern Sie mal Reis-, Soja- oder Hafermilch.

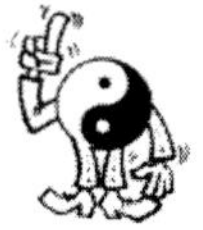

Sie benötigen mehr hochwertige Fette als andere Menschen. Versuchen Sie deshalb kaltgepresste Öle und unbehandelte Butter. Auch Ölsaaten sind hervorragend geeignet. Weichen Sie über Nacht Mandeln, Sonnenblumenkerne oder Nüsse ein. Diese quellen und haben dadurch mehr Volumen, was Ihrem Darm sehr gut tun wird. Auch sind die Inhaltsstoffe aktiviert und damit leichter verdaulich. Milch(produkte) sollten Sie in geringen Mengen verwenden. Weichkäse und Frischkäse sind besser als Hartkäse, da dieser sehr viele Säfte verbraucht. Besonders gut geeignet sind milchsauer vergorene Milchprodukte wie Joghurt, Quark usw. Salzen Sie ruhig etwas nach.

Ungünstige Lebensmittel

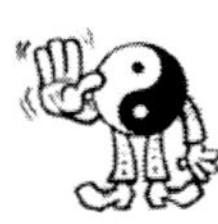

Wichtig ist, dass Sie langsam essen! Sie haben zwar genügend Verdauungskraft und können eigentlich das meiste gut vertragen. Aber die Säfte sind knapp. Diese müssen beim Essen erst erzeugt werden. Zu große Mahlzeiten erschöpfen schnell Ihre Säfte. Essen Sie lieber öfter und langsam. Vermeiden Sie stark trocknende Lebensmittel. Dazu gehören auch (zu viel) Kaffee, Alkohol, sehr scharfe und bittere Gewürze. Knäckebrot, trockene Lebensmittel allgemein verbrauchen sehr viele Säfte. Dazu gehören auch Vollkornbrot, Kartoffeln, Hartkäse und unreife Bananen. Wie gesagt, es geht hier sehr um die Menge und um das Tempo, mit dem Sie essen. Sehr stark ballaststoffhaltige Lebensmittel scheuern die dünne Schleimhaut wie ein Schmiergelpapier. Seien Sie also vorsichtig mit zu viel Vollkornbrot oder kleiehaltigen Lebensmitteln. Sie benötigen die öligen Ballaststoffe, die die Schleimhaut schützen. Diese befinden sich in den Ölsaaten (Nüsse, Oliven, Avocados, Sesam, usw.).

Zu viele tierische Eiweiße erhöhen das Yang und verschlacken Ihre Schleimhaut. Ein Joghurt morgens versorgt Sie mit den notwendigen Eiweißen und reduziert so den Hunger auf Fleisch! Trockene Menschen haben oft einen sehr süßen Zahn. Wenn Sie weißen Zucker essen, verklebt dieser Ihre dünne Schleimhaut. Dies führt schnell dazu, dass sich leicht schlechte Bakterien und Pilze einnisten. Vermeiden Sie also weißen Zucker. Essen Sie lieber Milchzucker, der schützt Ihre Darmflora. Als „Ersatz“ sind Rosinen, Traubensaft oder (geringe Mengen) Trockenobst geeignet.

Vermeiden Sie auch „Zuckergetränke“, wie Limonaden oder Cola. Vermeiden Sie zu viele kalte Getränke, es wird Ihren Magen ruinieren.

Tageszeiten, Appetit und Durst

Es ist sehr günstig, wenn Sie morgens als Erstes mit etwas Saftigem beginnen. Versuchen Sie saftiges Obst wie Melonen, Mandarinen, Ananas, Birnen oder Äpfel, Cherrytomaten, Möhren oder Kohlrabi. Wenn Sie Obst und Gemüse nicht essen wollen, versuchen Sie mal ein Glas Möhrensaft oder Apfelsaft vor dem Frühstück. Benutzen Sie schon zum Frühstück Ölsaaten oder Butter. Trinken Sie ausreichend. Salzen Sie ausreichend! Vermeiden Sie Unterzuckerung, denn dann ist die Gefahr groß, dass Sie auf Süßigkeiten zurückgreifen. Der Geist kann dann nur zusehen, wie der Körper zum Schrank mit dem Süßkram geht! Essen Sie lieber öfter, dafür kleinere Mengen. Benutzen Sie saftige Zwischenmahlzeiten. Auch „Studentenfutter" ist gut.

Da die Säfte fehlen, helfen saftige Lebensmittel

Vergessen Sie nicht, zu trinken. Gehen Sie nicht mit nüchternem Magen zu Bett. Ihr Schlaf wird sonst unruhig und wenig erholsam sein. Vermeiden Sie abends aber große schwere Mahlzeiten. Wenn Sie nichts essen wollen, dann versuchen Sie mal Hafer-, Soja- oder Reismilch. Diese wirken sättigend. Mittags ist ein kleiner saftiger Salat als Vorspeise optimal. Verwenden Sie als Hauptspeise Vollreis oder Vollkornnudeln.

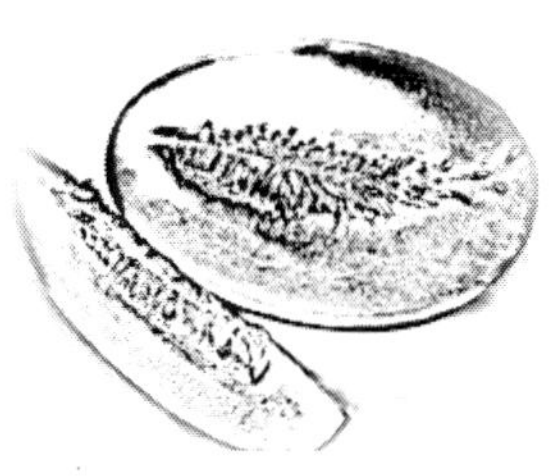

11.2 Tagesplan mit Rezeptvorschlägen

Frühstück

Gehen Sie nicht ohne Frühstück aus dem Haus

Starten Sie mit saftigem oder knackigem Obst oder Gemüse. Es eignen sich Äpfel, Birnen, Möhren, Kohlrabi, um die Verdauungsorgane anzukurbeln. Bitte essen Sie davon nicht zu viel. Ansonsten trinken Sie vor dem Frühstück ein Glas Saft. Das Frühstück sollte nicht zu umfangreich sein. Bitte essen Sie langsam. Je mehr körperliche Anstrengungen Sie vor sich haben, desto mehr werden Sie verbrennen. Haben Sie wenig Bewegung, essen Sie entsprechend weniger! Die folgenden Varianten stabilisieren den Blutzucker, befeuchten den Körper, machen lange satt, geben lange Kraft und stabilisieren den Stoffwechsel. Vollkornbrot ist gut, aber nur in nicht zu großen Mengen. Knäckebrot oder Reiswaffeln sind eine Alternative, aber auch hier bitte nicht zu viel auf einmal. Wenn Sie Brot als Frühstück essen wollen, so sind folgende Lebensmittel dazu gut geeignet: Butter, ein Ei, pflanzliche Brotaufstriche, gekochter Schinken, etwas Fisch, Avocadoaufstrich, Sesammuß, Nussmuße, mit Honig. Versuchen Sie mal, **warm** zu frühstücken.

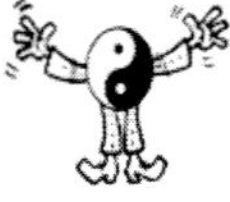

Dinkelschrot mit Apfel, Rosinen, Walnüssen und Butter

Zutaten 1 Person:
40 g Dinkelschrot, 1 Apfel, 1 EL Rosinen, 1 EL grob gehackte Walnüsse, 1 EL Butter, Salz, 150 ml Wasser

Zubereitung

Dinkelschrot 15 Minuten in Salzwasser kochen lassen, gewürfelten Apfel unterrühren, mit Walnüssen, Rosinen, Salz und Butter verfeinern.

Variationen

Dinkel	Rosinen	Walnüsse	Butter	Apfel
Reis, Amaranth	Trockenobst, Aprikosen, Bananen	Mandeln, Sesam, Sonnenblumenkerne, Kürbiskerne	Kokosmilch, Hafermilch, Honig	Birnen, Kirschen, Ananas, Mandarinen, Erdbeeren

Rundkornreis, schmackhaft, mit Pfifferlingen, Frischkäse und Sesam

Zutaten 1 Person:
50 g Rundkornreis, 100 Pfifferlinge, 50 g (Ziegen) Frischkäse, 250 ml Wasser, 1-2 EL (geröstete) Sesamsaaten, 1 Prise Kräutersalz, 1 Msp Pfeffer, 1 TL Gemüsebrühe

Zubereitung
Reis in Gemüsebrühe 30 min kochen. Pilze schneiden, zusammen mit dem Käse, Kräutersalz und Pfeffer (A2nach den 30 min) in den Reis geben, nochmals 5 -10 Minuten kochen lassen und mit gerösteten Sesamsaaten überstreuen.

Variationen

Reis	Pfeffer	Pfifferlinge	Sesam	Frischkäse
Quinoa, Amaranth, Dinkel, Hafer	Meerrettich, Sojasoße	Steinpilze, Austern-pilze, Shiitake	Walnüsse, Haselnüsse, Kokos-raspeln	Fisch, Fleisch, Ei, Feta

Wenn Ihnen die Vorbereitungszeit zu lange dauert, können Sie den Reis am Tag vorher vorkochen und mit den Zutaten in einer Pfanne anbraten. Diese Mahlzeit können Sie auch gut als Mittagessen verwenden. Sie können statt Frischkäse auch ein kleines Putenschnitzel (oder anderes Fleisch / Fisch / Ei) in Scheiben schneiden, in der Pfanne kurz anbraten und dazu essen. Versuchen Sie als Nachspeise einen Joghurt oder Quark.

Ein herzhaftes Frühstück bringt Ruhe, Kraft und Ausdauer

Trinken Sie vor dem Mittagessen ein Glas Wasser, Tee oder verdünnten Saft. Als Vorspeise eignet sich eine Gemüsesuppe oder ein kleiner Salat. Benutzen Sie einen großen Anteil an saftigem Gemüse.

Mittagessen

Schnelle Suppe mit Tomaten, Ajvar, Sauerrahm, gehackten Möhren und Petersilie

Zutaten 1 Person:
2 Tomaten, 100 ml Ajvar , 100 ml Wasser, 1 TL Gemüsebrühe,
50 g grob gewürfelte Möhren, 50 g Zwiebel,
2 EL Sauerrahm, Petersilie, Salz und Pfeffer

Tomaten mit Sauerrahm beruhigen das schwache Yin

Zubereitung
Zwiebel kleinschneiden, Tomaten vierteln, beide in Butter leicht andünsten, mit Ajvar und Gemüsebrühe aufkochen, 5 min ziehenlassen, mit Sauerrahm abschmecken und mit Salz und Pfeffer würzen, mit den gehackten Möhren und der Petersilie bestreuen.

Variationen
Sie können statt Tomaten auch anderes Gemüse nehmen, kochen und pürieren, und mit andern Zutaten ergänzen. Versuchen Sie als Gewürz Sesam oder auch mal geröstete Sonnenblumenkerne. Bestreuen Sie die Suppe nach Geschmack mit Croutons, Parmesan, geriebenen Emmentaler, gerösteten Nüssen. Geben Sie Zutaten dazu, die Sie kauen müssen, wie hier die Möhren. Also Croutons, Nüsse, geschnittene Kohlrabi, Paprika usw. Dadurch werden Sie die Suppe kauen und nicht trinken.

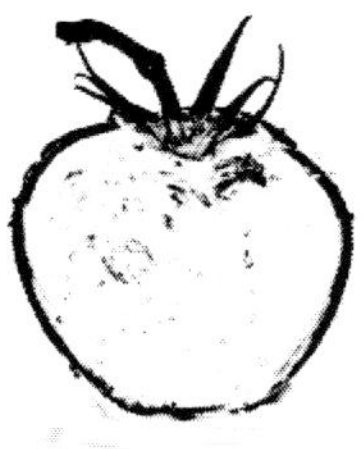

Kleiner Tomatensalat mit Essig / Öl Dressing

Zutaten 1 Person:
200 g Tomaten, 30 g gehackte Schalotte,
1 EL Balsamico, Kräutersalz, Pfeffer, Olivenöl

Zubereitung
Tomaten in Scheiben schneiden, zusammen mit der Schalotte in eine Schüssel geben, mit Öl, Salz, Pfeffer und Essig gut vermengen, evtl. mit anderen Zutaten garnieren und servieren.

Die Zutaten entscheiden über die Wirkung des Salates

Variationen
Sie haben hier ein Basisrezept für einen Salat, den Sie in alle Richtungen verändern können. Verfeinern Sie den Salat mit Beilagen wie geröstetem Sesam, Sonnenblumenkernen, Kürbiskernen, gehackten Nüssen. Versuchen Sie andere Öle wie Kürbiskernöl, Sesamöl, Sojaöl. Verwenden Sie zusätzlich andere Grundlagen wie Kopfsalat, geraspelte Möhren, geschnittene Champignons, Paprika, Oliven usw. Wenn Sie aus dem Salat ein vollwertiges Essen machen wollen, geben Sie gewürfelte Feta, gebratene Putenbrust, Thunfisch, Schinken, Eier oder ähnliche Bestandteile dazu. Als Hauptspeise eignen sich besonders Reis, Quinoa, Hafer, Nudeln, dazu saftiges Gemüse mit hochwertigen Fetten.

Schweinemedallion mit Butterkartoffeln und Austernpilzen

Zutaten 1 Person:
100 g Schweinemedaillon, 150 g Kartoffeln, 80 g Austernpilze, 40 g roter Paprika, 2 EL Butter, Olivenöl, süßes rotes Paprikagewürz, Salz

Zubereitung
Geschälte Kartoffeln 20 min in Salzwasser kochen, Fleisch evtl. schneiden, in einer Pfanne in Olivenöl anbraten, Pilze mit anbraten, mit Paprika würzen, evtl. Salz beigeben, gekochte Kartoffeln in die Pfanne geben, kurz anbraten lassen, mit dem klein gewürfelten Paprika bestreuen, die Butter darüber verteilen und servieren.

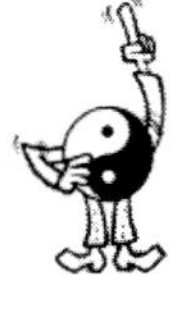

Variationen
Versuchen Sie statt Fleisch auch mal Fisch. Selbst ein Ei können Sie anbraten. Verschiedene Pilze verfeinern die Mahlzeit.

Schwein	Austern-pilze	Kartoffeln	Butter	Paprika
Rind, Geflügel, Thunfisch, Ei, Lachs	Champig-nons, Auberginen, Zucchini, Spargel	Vollkorn-nudeln, Bulgur, Dinkel, Reis	Olivenöl, Sesamöl, Haselnussöl	Curry, Pesto

Vollkornspaghetti mit Spinat, Sesam und Sahnesoße

Zutaten 1 Person:
80 g Spaghetti, 150 g Spinat, Olivenöl, 4 EL Sahne, 100 ml Wasser, 1 EL Haferflocken, 1 EL Sesam, Salz

Zubereitung

Spaghetti in Salzwasser al dente kochen.
Spinat nach Vorschrift kochen. Olivenöl, Haferflocken und Sahne ca 5 min mitkochen.
Die Spaghetti mit der Spinatsoße übergiessen, den angerösteten Sesam darüberstreuen.

Vollkornnudeln mit saftigem Gemüse sind hier sehr gut geeignet

Variationen

Spaghetti	Spinat	Sahne	Sesam	Olivenöl
Andere Nudeln, Reis, Bulgur, Quinoa, Dinkel	Auberginen, Pilze, Karotten, Tomaten, anderes Gemüse	Saure Sahne, Schmand, Camembert mit Pfeffer, Tomatenmark	geröstete oder eingeweichte Nüsse	Butter, Kürbiskernöl

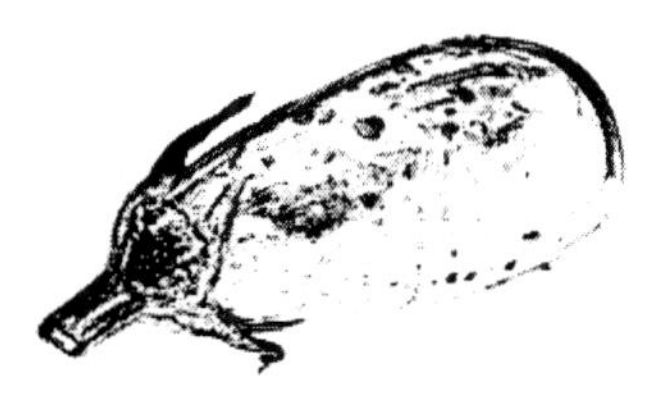

Grünkern mit Pilzen, Zucchini, Mojo und Sauerrahm

Zutaten 1 Person :
40 g Grünkern, 60 g Pilze, 100 g Zucchini, 1 EL Mojo, 1 EL Sauerrahm, 1 TL Gemüsebrühe, 200 ml Wasser, Gewürzsalz

Zubereitung

Sauerrahm kühlt, befeuchtet und senkt das Yang ab

Grünkern in Gemüsebrühe 20 min kochen, Champignons oder andere Pilze und Zucchini schneiden, dann die Champignons und Zucchini hinzufügen und nochmals 10 Minuten mitkochen, mit Mojo, Salz und Sauerrahm abschmecken.

Variationen

Grünkern	Zucchini	Mojo	Sauerrahm	Oder
Reis, Weizen, Dinkel, Bulgur, Quinoa	Austernpilze, Kohlrabi, Bohnen, Erbsen	Oliven(öl), Sesam(öl), Gemüsebrühe, Parmesan	Joghurt, Kresse, Schnittlauch, Petersilie	Schinken, Käse, Nüsse

Nachspeisen

Als Nachspeisen eignen sich süße Joghurtdesserts, Quark, Kefir mit Nüssen oder Bananen-, Beeren- und Früchtedesserts. Hier einige Vorschläge.

Kefir mit Banane und Kokosraspel

Zutaten 1 Person :
1 Banane,Kefir, Zitronensaft, flüssiger Honig, Kokosraspeln

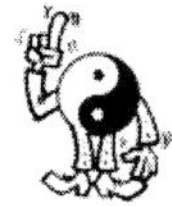

Zubereitung:
Mit einem Handrührgerät alle Zutaten grob verrühren.

Variationen

Kefir	Bananen	Honig	Kokosraspeln
Joghurt, Quark, Sojamilch, Reismilch	Erdbeeren, Kirschen, Pfirsiche	Agavensirup, Rübensirup, Ahornsirup	Nüsse, Sonnen-blumenkerne, Mandeln

Pfirsichquark mit gerösteten Sonnenblumenkernen

Joghurt und Quark wirken befeuchtend und entgiftend

Zutaten
Pfirsich, Quark, evtl. Milchzucker oder flüssiger Honig, geröstete Sonnenblumenkerne

Variationen

Statt Pfirsichen kann man Kirschen, Erdbeeren, Pflaumen oder sonstige Beeren oder Obst nehmen. Statt Honig eignet sich Milchzucker, Ahornsirup, Agavensaft. Versuchen Sie Schlagsahne, auch ein Eis sollte mal erlaubt sein. Andere Nüsse, eingeweicht oder geröstet, verfeinern jede Speise.

Mango mit Kokosmilch und Vanille

Zutaten 1 Person :
Mango, Zitronensaft, Vanille(zucker), Kokosmilch

Zubereitung
Die Mango in Würfel schneiden, mit Zitronensaft, Vanille und Kokosmilch zusammenrühren.

Melonen kühlen und erzeugen Körpersäfte

Varianten
Melonenarten, aber auch Bananen oder Früchte eigenen sich besonders. Seien Sie kreativ! Sie können Obst auch überbacken. Besonders eignen sich hier Bananen.

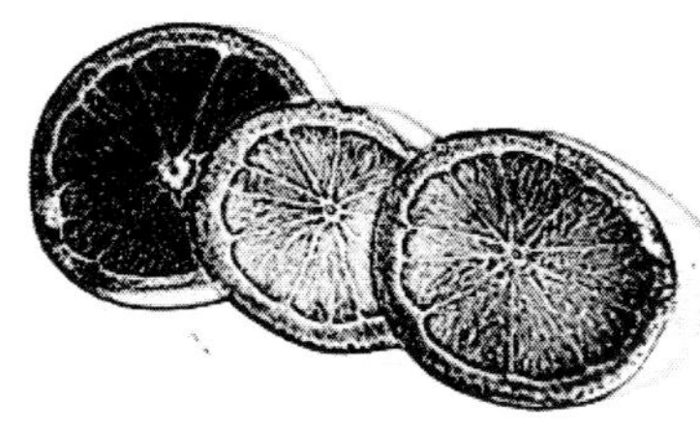

Abendessen

Essen Sie langsam, leicht, locker und saftig und nicht zuviel. Gehen Sie aber auch nicht nüchtern zu Bett, da Sie sonst möglicherweise nur oberflächlich schlafen werden. Es eignet sich saftiges Gemüse mit leichten Beilagen. Günstig ist ein *kleiner, saftiger Salat.* Orientieren Sie sich an dem Rezept für das Mittagessen. Benutzen Sie vor allem saftige Zutaten wie Tomaten, rote Paprika, Oliven, Pilze. Essen Sie langsam und lieber kleinere Mengen. Wenn Sie noch eine warme Mahlzeit benötigen, eignen sich Reis, saftiges Gemüse mit leichten Beilagen.

Vermeiden Sie besonders abends schwer–verdauliche Lebens-mittel

<u>Kartoffelpüree mit Cashewkernen und Kräuterbutter</u>

Zwischen Pellkartoffeln und Kartoffelpüree ist ein großer Unterschied. Wenn man aus Kartoffeln Kartoffelpüree bereitet, benötigt man hierfür eine ganze Menge Flüssigkeit. Wenn Sie Pellkartoffeln essen, muss diese Flüssigkeit der Körper selber aufbringen. Damit ist Ihr Körper aber überfordert. Essen Sie daher zumindest abends nicht zu viele Kartoffeln, sondern lieber Kartoffelpüree.

Zutaten 1 Person :
150 g Kartoffeln, 70 ml Milch, 2 EL Cashewkerne geschrotet, geröstet, 50 g Lauchzwiebeln, 80 ml Wasser, 1 TL Gemüsebrühe, 2 EL Kräuterbutter, TL Agavensirup, Kräutersalz

Zubereitung

Kartoffelpüree: Kartoffeln schälen, vierteln, und in Salzwasser 20 min kochen, Wasser abgießen, abschließend grob stampfen, Milch, Wasser, Butter und Brühe dazugeben, mit Kräutersalz und Sirup abschmecken. Geschnittene Lauchzwiebeln und Cashewkerne in eine Pfanne geben, in die Sie vorher etwas Öl gegeben haben, ca. 5 min andünsten, über das Kartoffelpüree geben und servieren.

Kartoffel-pürree ist viel saftiger als Pell-kartoffeln

Variationen

Verwenden Sie als Beilage Möhren oder andere Gemüsesorten. Es eigenen sich Auberginen, Zucchini, Pilze und andere saftige Gemüsearten. Nehmen Sie statt Kartoffeln mal Süßkartoffeln. Variieren Sie Ihre Gewürze. Versuchen Sie mal Curry, Paprika, oder Gewürzmischungen.

Leichter Bulgur mit Auberginen in Frischkäsesoße

Zutaten 1 Person :
40 g Bulgur, 100 g Auberginen, Olivenöl, Kräuterfrischkäse, 220 ml Gemüsebrühe, Salz, Orgeano

Abends sollten die Portionen deutlich kleiner sein als mittags

Zubereitung
Bulgur in Gemüsebrühe 15 min vorkochen , Auberginen in Würfel schneiden, in Olivenöl andünsten, mit Oregano, etwas Wasser und Frischkäse vermengen, evtl. nachwürzen, die Soße auf den fertigen Bulgur geben.

Variationen

Bulgur	Aubergine	Frischkäse	Oregano
Grünkern, Dinkel, Reis	Paprika, Zucchini, Steinpilze	Saure Sahne, Mojo, Pesto	Gewürz-mischungen, Basilikum

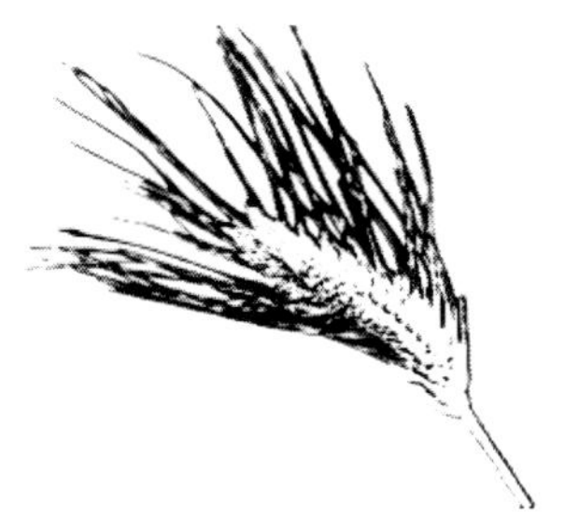

Wenn Sie nichts mehr essen wollen, hier ein paar leckere Drinks, die Sie auch direkt vor dem Schlafengehen trinken können. Sie werden besser schlafen können.

Banane mit Reismilch und Erdnüssen

Zutaten 1 Person :
1 Banane, 1 Tasse Reismilch, (ungesalzene) Erdnüsse, Zimt und Honig

Zubereitung
Alle Bestandsteile mit einem Pürierstab mixen.

Bananen machen satt, bringen Ruhe und befeuchten

Variationen

Banane	Reismilch	Erdnüsse	Zimt	Honig
Melonen, Erdbeeren, Kirschen, Birnen, Früchte, Obst	Joghurt, Hafermilch, Sojamilch, Kokosmilch	Pinienkerne, Kürbiskerne, Sesam, Nüsse, Kokos-raspeln	Anis, Vanille, Ingwer	Agavensaft, Ahornsirup, Milchzucker

Wenn Sie unruhig schlafen oder sogar Nachtschweiß haben, versuchen Sie direkt vor dem Schlafengehen ein Glas Tomatensaft oder Möhrensaft.

Vermeiden Sie abends weißen Zucker und weißes Mehl. Sonst feiern Pilze und Fäulnisbakterien nachts ein Fest in Ihrem Darm! Blähungen, Gärungsprozesse und schlimme Folgeerscheinungen werden Ihre Gesundheit gefährden. Trinken Sie nicht zu viel Alkohol abends.

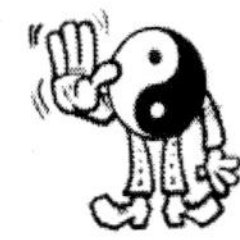

Zwischenmahlzeiten

Vermeiden Sie zu viele Zwischenmahlzeiten, verwenden Sie saftiges leicht verdauliches Obst wie Äpfel, Birnen, Beeren, Kirschen usw., und Gemüse wie Möhren, Paprika, Kohlrabi, Säfte, Reis- oder Hafermilch, Studentenfutter, würzige Tees mit Honig.

Letzte Anmerkungen und Ratschläge

Diese Rezepte sind Richtlinien und Vorschläge. Sie können diese variieren, so dass es Ihrem Geschmacksempfinden und Gewohnheiten entspricht. Eine Ernährungstherapie sollte niemals dogmatisch sein. Versuchen Sie sich an die Grundregeln zu halten, das ist wichtiger als einzelne Lebensmittel. Wenn Sie gerne ohne Rezepturen arbeiten oder diese selbst entwickeln wollen, so ist dies kein Problem. Sollten Sie weitere Rezepturen suchen, so beachten Sie unsere Literatur- und Internethinweise. Alleine auf der Seite von „Schrot und Korn“ finden Sie hunderte Rezepte, die Sie gemäß den hier gegebenen Richtlinien anwenden oder verändern können.

Wir wünschen Ihnen eine gute Gesundheit und einen guten Appetit!!

11.3 Yang-Fülle und Yin-Mangel / Überblick

Frühstück

Starten Sie mit saftigem Obst oder Gemüse, kleine Mengen (mit Zwischenmahlzeiten).

Variante Vollkornbrot:

Start	Vollwert	Auflage	Sonstiges	Nachher
Saftiges Gemüse / Obst, Säfte, Beeren	Saftiges Vollkornbrot, Reiswaffeln	Butter, Ei, kalter Braten, Frischkäse, Brotaufstriche	Honig, Oliven, eingelegte Paprika, Nussmus	Joghurt, Quark, Banane

Variante Müsli:

Start	Vollwertmüsli	Beitaten	Nachher
Saftiges Gemüse / Obst, Säfte, Früchte	Crunchy, Milch, Joghurt, Quark, Reis, Sojamilch	Ölsaaten, Nüsse, Mandeln, Sesam, Kokosmilch, Olivenöl, Rosinen	Joghurt, Quark, Banane, Obst

Variante gekochtes Getreide, süß:

Getreide	Früchte / Obst	Ölsaaten / Fette	Flüssigkeit	Dazu
Weizen, Quinoa, Reis, Dinkel, Amaranth, Hafer	Rosinen, Kirschen, Äpfel, Birnen, Bananen, Früchte	Butter, (Geröstete) Sonnenblumenkerne, Mandeln, Nüsse, Sesam	Wasser, (verdünnte) Milch, Hafermilch, Reismilch	Joghurt, Sahne, Kokosmilch, Studentenfutter

Variante gekochtes Getreide, herzhaft:

Getreide	Gemüse	Ölsaaten / Fette	Tierisch	Flüssig-keit
Reis, Grünkern, Quinoa, Dinkel, Hafer, Amaranth, Bulgur	Pilze, Zucchini, Tomaten, Zwiebeln, Möhren, Paprika	Butter, (Geröstete) Sonnenblu-menkerne, Mandeln, Nüsse, Sesam	Ei, Rind, Huhn, Schweine-fleisch, Kalb, Fisch, Krabben	Wasser, Sahne, (verdünnte) Milch, Hafermilch, Reismilch

Mittagessen

Leicht verdaulicher, saftiger Rohkostanteil. Kleine Mengen, langsam essen!

Salat	Hauptspeise	Nachspeise
Saftig: Tomaten, Gurken, Pilze, rote Paprika	Vollwertige Kohlehydrate, Vollreis, Vollkornnudeln, Kartoffelpüree, Saftiges Gemüse, Tomaten, etwas Fleisch, Fisch, Ei, Tofu	Sahnejoghurt, Bananen, Obst, Beeren, Vollwertkuchen / Vollwertgebäck Mandelpudding

Abendessen

Gemäßigt, saftig, vollwertig. Es kann dem Frühstück ähnlich sein. Wenig tierische Produkte.

Hauptmahlzeit	Beilagen	Dazu	Sonstiges
Kleiner Salat, Kartoffelpüree, Reis, Vollkorn-nudeln, Reiswaffeln	Saftiges Gemüse jeder Art, Oliven, gut salzen	Etwas leichter Fisch, Fleisch, Tofu	(Eingelegte) Früchte / Beeren, Joghurt, Sahnepudding

Zwischenmahlzeiten

Diese sollten, wenn möglich, vermieden werden.

Obst	Gemüse	Vollwert	Sonstiges
Saftiges Obst	Knackiges Gemüse	Reiswaffeln	Studentenfutter

Kapitel 12 *Ratschläge und Rezepte bei Zuwenig an Yang und Zuviel an Yin*

Das Yang steht in der TCM für unsere Körperwärme und für unsere Körperkraft. Nach den Regeln der TCM fehlen hier Wärme und Kraft. Das Yin steht in der TCM für unsere Körpersäfte und das Körpergewicht. Hier stauen sich ausserdem die Säfte leicht und der Organismus tut sich schwer, zu entgiften, was dann zu einer Neigung zu Übergewicht führt. Auf den folgenden Seiten bekommen Sie Ratschläge, wie Sie mit Hilfe Ihrer Ernährung Ihren Zustand deutlich verbessern können.

Hinweis:
Es handelt sich bei diesem Zustand um eine Kombination des Zustandes „Zu wenig Yang" und „Zu viel Yin". Deshalb ähneln die Ratschläge und die Rezepturen in diesem Kapitel denen der vorher besprochenen Empfehlungen. Es macht also auch Sinn, sich diese Kapitel noch einmal anzusehen. Die Verbindung der beiden ergibt dann dieses Kapitel.

Wer Übergewicht hat und schwach ist, braucht entgiftende Kraftnahrung

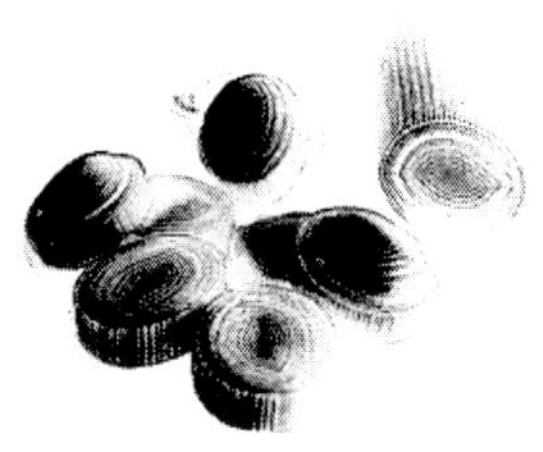

12.1 Grundsätzliches

Sie benötigen wärmende und kräftigende, leichtverdauliche Kost. Gleichzeitig sollten Ihre Lebensmittel den Körper entgiften und die Säfte in Bewegung bringen. Besonders anzuraten ist ein warmes Frühstück. Mittags sollte eine Kraftbrühe die Haupt- oder Vorspeise sein. Würzen Sie scharf oder trinken Sie wärmende Gewürztees. Ihr Körper neigt dazu, Stoffe festzuhalten. Die Entgiftung ist ein Schwachpunkt. Für die Entgiftung ist die Leber zuständig. Diese arbeitet insbesondere nachts. Wenn Sie abends (zu viel) essen, fließt das Blut nicht in die Leber, sondern in die Verdauungsorgane. Statt zu entgiften, muss die Leber erst die ankommenden Nährstoffe verarbeiten. Dies hat zur Folge, dass man dann morgens keinen Appetit hat. Und abends hat man dann Hunger. Wichtig ist es, aus diesem Kreislauf herauszukommen. Deshalb ist auch das leichte Abendessen von großer Bedeutung. Essen Sie abends nur leicht verdauliche, entgiftende Lebensmittel. Essen Sie abends leicht und wenig. So werden Sie morgens und tagsüber mehr Appetit haben. Das Frühstück und das Mittagessen dienen also dazu, Kräfte und Wärme aufzubauen. Hier brauchen Sie „Kraftnahrung". Das leichte Abendessen unterstützt Ihre Entgiftung. Dort benötigen Sie Lebensmittel, die entgiftend und entwässernd wirken. Also viel Gemüse und „trockene" Nahrung wie Knäckebrot, damit ihre Säfte in Schwung kommen.

Besonders günstige Lebensmittel

Lebensmittelgruppen

Saaten, Körner (Getreide, Ölsaaten, Hülsenfrüchte), Gemüse, reifes Obst, Wurzelgemüse, Zwiebeln, helles Fleisch (Geflügel) und heller Fisch, Knäckebrot, aromatische Gewürze.

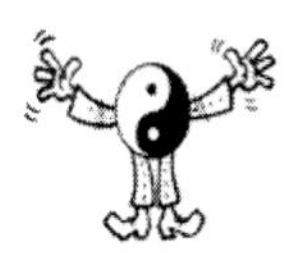

Einzelne Lebensmittel

Hirse, Quinoa, Amaranth, Reis, Hafer, Hülsenfrüchte, (vorgekeimte) Linsen, Erbsen, Bohnen, Kichererbsen, Sonnenblumenkerne, Butter, Karotten, Schwarzwurzeln, Steckrüben, Zwiebeln, Fenchel, Lauch, Süßkartoffeln, rote Beete, Pilze, Tomaten, Sellerie, Geflügel, Rind, heller Fisch. Dazu leichtverdauliches, süßes, reifes Obst, wie Weintrauben, Melonen, Kirschen oder Kompotte, Rosinen und Trockenobst.

Zubereitungsformen

Generell sollten Sie überwiegend warm essen und trinken. Kraftbrühen, mit oder ohne tierische Eiweiße, sollten sehr lange kochen, je nach Zutaten mindestens ein bis drei Stunden. Eine warme Kraftsuppe erweckt dann den Appetit auf frische Lebensmittel. Nach der Kraftbrühe wird man diese Lebensmittel auch gut verdauen können. Geben Sie bitte nicht zu viel Fleisch oder Fisch in die Suppe. Gemüse kann man leicht andünsten, das erhält die Vitamine. Rohkost sollte nur in geringen Mengen verzehrt werden. Allgemein sind rote und weiche Gemüsesorten leichter verdaulich als grüne und harte Sorten. Also eignen sich hier besonders Cherrytomaten, reifer, roter Paprika, Linsensprossen, junge Möhren. Die Ölsaaten können eingeweicht werden. Sie sind dann leichter verdaulich und enthalten mehr Vitalstoffe.

Das Andünsten macht die Nahrung leichter verdaulich

Auch kann man Nüsse und Kerne anrösten, was die wärmende Wirkung verstärkt. Wichtig ist, dass Sie viel kauen, das bringt die Säfte in Bewegung. Deshalb sind zwischendurch „trocknende" Lebensmittel gut. Also Knäckebrot, getrocknetes Obst und Früchte. Wenn Sie Suppen oder Eintöpfe machen, geben Sie grob gewürfelte Möhren, trockene Brotwürfel oder ähnliches in die Suppe. So trinken Sie die Suppe nicht und werden auch deutlich langsamer essen. Sie können ihr Essen auch länger genießen!

Wenn Sie gerne Brot essen, so toasten Sie dieses. Es wird Ihnen schmecken und gut tun. Obst und Früchte sind in geringen Mengen gut, wenn diese reif und süß sind. Auch Kompotte sind hervorragend geeignet. Ein kleiner Tipp für Soßenfans: Wenn Sie Ihre Soßen mit Maismehl oder Hirseflocken andicken, so wird nur die Soße dick! Weißes Mehl und Stärke sind ungünstig. Hirse, Gemüse und Hülsenfrüchte sind mit die wichtigsten Lebensmittel bei diesem Zustand. Kochen Sie also morgens oder mittags diese als Hauptspeise oder als Beigabe in Suppen, Eintöpfen usw.

Ungünstige Lebensmittel

Alles, was eher kühlend auf Ihren Organismus wirkt, ist ungünstig. Rohkost ist allgemein eher kühlend, besonders grüne und harte Sorten. Für schwerverdauliches Vollkornbrot benötigt der Körper viel Kraft und Zeit. Allgemein sind Hafer- und Dinkelbrote leichter verdaulich als Roggenbrote. Unreifes Obst sowie saure Zitrusfrüchte sind nicht zu empfehlen. Das trinken von kaltem Wasser ist sehr ungünstig, da es das Yang verletzt. Trinken Sie lieber warme Gewürztees oder wenigstens warmes Wasser. Sie haben ein „Bilanzproblem": Es kommen mehr Stoffe in Ihre Zellen hinein, als welche wieder herauskommen. So entsteht Ihr gestauter Zustand. Deshalb sind alle Lebensmittel schlecht, die Stoffe schnell und direkt in die Zellen ziehen und dort speichern. Dies sind besonders Zucker, weißes Mehl, tierische Eiweiße, auch Fleisch und Käse.

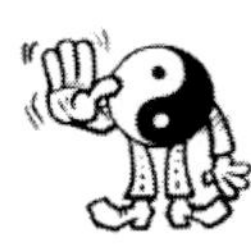

Vermeiden Sie auch stark gezuckerte Getränke, auch Biolimonaden gehören hierzu.
Allgemein sollten Sie zu viele Fette meiden.

Tageszeiten, Appetit und Durst

Sie gehören zu den Menschen, die aufgrund Ihrer Veranlagung besonders auf unsere modernen Lebensbedingungen achten müssen. Das alte Sprichwort sagt: „Frühstücke wie ein König, iss zu Mittag wie ein Edelmann und zu Abend wie ein Bettler." Morgens und bis mittags werden die meisten Verdauungssäfte gebildet, abends dagegen kaum noch. Nachts soll die Leber in Ruhe arbeiten können. So ist es für Sie besonders wichtig, „aufbauend" zu frühstücken und abends so leicht und so wenig wie möglich zu essen. Sinnvoll ist es, morgens den Appetit anzuregen und ihn abends eher zu bremsen. So können unsere Bauchorgane ihrem ureigenen Rhythmus folgen. Gesundheit lässt sich dann schwer vermeiden. Den Appetit regt man hier sinnvollerweise an, indem man viel kaut oder scharfe Tees trinkt. Versuchen Sie einen reifen Apfel, eine frische Möhre als Start oder einen Gewürztee vor dem Frühstück.

Leider haben sich unsere Ernährungsgewohnheiten sehr zum Negativen verändert

Liebe figurbewußte Damen- und Herrenwelt, bitte beachten Sie, dass ein Mangel an Appetit einen Mangel an Lebenskraft bedeutet. Und bestimmt wird man ohne Appetit nicht dünn, sondern krank! Mehr Appetit heißt mehr Stoffwechsel, mehr Verbrennungsvorgänge. Wenn man zur richtigen Zeit die richtigen Dinge isst, wird man sein Wunschgewicht gesund und fröhlich erreichen!

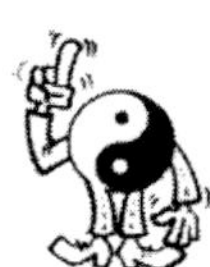

Dabei ist es wichtig zu verstehen, dass Sie tagsüber mengenmäßig sogar mehr essen können, als Sie das vorher insgesamt getan haben. Versuchen Sie deshalb unbedingt diesen Kreislauf von „morgens kein Appetit, abends Hunger" zu durchbrechen. Sie sollten deshalb sogar versuchen, morgens den Appetit anzukurbeln. Essen sie rohe Möhren oder sonstiges knackiges Obst oder Gemüse, das bringt ihre Verdauungssäfte in Schwung.

Noch ein Wort zum Durst: Menschen, bei denen sich die Säfte stauen, haben meist wenig Durst, da das Gewebe ja schon mit Flüssigkeiten aufgefüllt ist. Meist empfiehlt man solchen Personen, trotzdem viel zu trinken, da dann „die Nieren gut arbeiten können". Es wird dabei nur übersehen, dass das Wasser, das dann getrunken wird, nur noch mehr eingelagert wird und die Nieren erst sehr spät erreicht. Wenn also jemand keinen Durst hat, so ist es doch logisch, dass das Ziel sein muss, Durst zu bekommen. Denn dann trinkt man ja von selbst. Und man handelt nicht gegen sein Gefühl. Wenn Sie entwässernde Lebensmittel wie die Hirse essen, werden Sie Durst bekommen und mehr trinken. Dann freuen sich die Nieren, der Kunde und der Arzt.

Gewürze, Tees

Mit Gewürzen kann man die Wirkung stark verändern

Gewürze und Heilpflanzen regen besonders die Stoffwechselorgane an. Hier sind besonders wärmende und kräftigende Gewürze gefragt. Allgemein sollte man versuchen, schärfer zu würzen. Zimt, Ingwer, Fenchel, Anis, Kümmel, Süßholz aber auch Meerrettich, Senf, Chili und Pfeffer wärmen und regen den Stoffwechsel und damit auch die Entgiftung an.

12.2 Tagesplan mit Rezeptvorschlägen

Frühstück

Morgens und bis mittags werden die meisten Verdauungssäfte gebildet. Nachts soll die Leber in Ruhe arbeiten können. Bitte verstehen Sie, dass es gesund ist, wenn man morgens Appetit hat. Andersherum ist es ungesund! Es macht also Sinn, morgens den Appetit anzuregen und abends deutlich weniger zu essen. So werden Sie die Kraft, die in der Nahrung steckt, auch erhalten. Ein Ernährungstherapeut gab hierzu folgende Weisheit zum Besten: „Es heißt ja: *Man ist, was man isst.* Das ist nur die halbe Wahrheit. Ergänzend muss es heißen: *Man ist was man verdaut*. Denn was helfen einem die gesündesten Lebensmittel, wenn man diese unverdaut wieder ausscheidet."

Gewürztee oder reifes Obst als „Vorspeise"

Um die Verdauungsorgane „anzukurbeln" und den Organismus zu wärmen sind würzige, scharfe Tees oder Gewürze hervorragend. Günstig sind: Zimt, Ingwer, Fenchel, Kümmel, Anis, Kardamon. Wenn man reifes Obst langsam kaut, so regt dies die Verdauungsorgane an. Für das wichtige warme Frühstück hier einige Rezeptvorschläge:

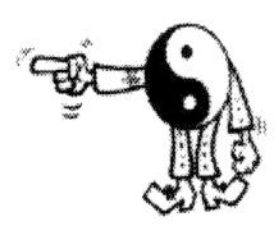

Süße Hirse, mit gerösteten Haselnusskernen, Rosinen und Honig

Zutaten 1 Person:
40 g Hirse, 220 ml Wasser, 1 EL Haselnusssplitter, einige Rosinen, Honig, Ingwer, eine Prise Salz, etwas Butter

Die Hirse ist hier wie kaum ein anderes Nahrungsmittel geeignet

Zubereitung

Hirse in Wasser 25 min kochen, Rosinen ca. 5 min vor Ende der Garzeit einheben, mit Honig, Butter und Gewürzen abschmecken, Haselnusssplitter anrösten und darüber streuen.

Variationen

Sie können statt Wasser auch Reis- oder Hafermilch nehmen. Achtung: Hirse und auch andere Saaten benötigen je nach Größe oder Körnung unterschiedlich lange, bis sie gar sind.

Herzhaftes Quinoa mit Speisezwiebeln und Lachsstreifen

Zutaten 1 Person:
40 g Quinoa, 220 ml Wasser, 150 g Gemüsezwiebel,
100 g Lachs, Butter, Salz, Pfeffer, 1 TL Gemüsebrühe,
Schnittlauch, 1 EL Joghurt

Quinoa gibt Kraft und wirkt leicht entgiftend

Zubereitung
Quinoa mit Wasser und Gemüsebrühe körnig vorkochen (25min). Zwiebeln würfeln, Lachs in Scheiben schneiden, in der Pfanne mit Butter anbraten, das vorgegarte Quinoa und die Gewürze mit etwas Wasser mitdünsten, den Joghurt und die Gewürze mitgeben, 5 Min ziehen lassen, fertig.

Variationen
Sie können Quinoa und Gemüse auch in einem Topf zusammen kochen. Sie können auch Fleisch oder anderen Fisch dazugeben. Am besten Fleisch / Fisch separat in einer Pfanne leicht anbraten und dazu servieren.

Quinoa	Gemüse	Fette/Öle	Gewürze	Eiweiße
Hirse, Amaranth, Dinkel	Auberginen, Pilze, Bohnen, Erbsen	Olivenöl, Kürbiskernöl	Salz, Pfeffer, Brühe, Schnittlauch	Geflügel, heller Fisch

Vollkornbrot als Frühstück ist nicht optimal, da es eher schwer verdaulich ist. Wenn Sie dennoch Vollkornbrot wählen, dann ziehen Sie leicht verdauliche Brote wie Hafer- oder Dinkelbrote vor. Essen Sie nicht zu viel davon. Toasten Sie das Brot und essen Sie es am Besten mit Butter und Honig. So haben Sie immer noch eine warme Kraftnahrung. Versuchen Sie mal Maiswaffeln oder Reiswaffeln. Sie bringen Ihre Drüsen in Bewegung.

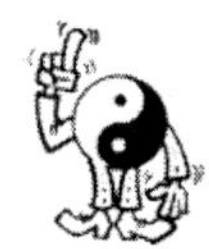

Müsli ist in Ordnung, wenn es nicht sehr gezuckert ist und nicht zu viele Ballaststoffe enthält. Günstig sind Hirse, Mais (Vollkorn Cornflakes), Hafer, Dinkel, Reis. Günstig ist es auch, die Zutaten anzurösten oder zu kochen. Also auch die Nüsse, die hier gut passen. Rosinen kann man über Nacht einweichen. Verdünnen Sie die Milch oder nehmen Sie Hafer- oder Reismilch zum Müsli. Würzen nicht vergessen. Vermeiden Sie alles, was eher schwerverdaulich ist, also saure Rohkost, Hartkäse, Roggenvollkornbrot, fettige Kost. Auch weißes Mehl und Zucker wird sie schwächen und nicht kräftigen.

Mittagessen

Als Vor- oder Hauptspeise empfehle ich sehr eine Kraftbrühe oder einen Eintopf. Klassischerweise ist diese eine Fleischbrühe. Aber es soll hier eine eher kleine Menge Fleisch oder Fisch in die Suppe. Bestimmt sollten Sie auch nicht täglich Fleisch oder Fisch essen. Auch Gemüse und Getreidesuppen wirken hervorragend, wenn man sie nur lange genug kocht. Tierische Eiweiße bringen nun einmal am meisten Körperwärme und bauen Blut und Säfte auf. Sie schleimen aber auch. Vegetarier sollten darauf achten, sich möglichst warm zu ernähren. Scharf würzen nicht vergessen!

Vegetarier sollten sich möglichst warm ernähren

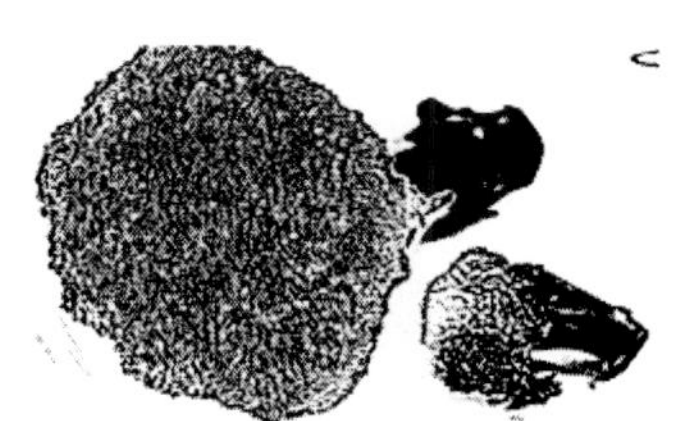

Thunfischsuppe mit weissen Bohnen und rotem Paprika

Zutaten 2 Personen:
150 g Thunfisch, 2 Zwiebeln oder Lauch, 40 g eingeweichte Bohnen, Suppengrün (Sellerie, Möhren, Petersilie), Salz, Pfeffer, eine rote Paprika, frischer Schnittlauch.

Zubereitung
Thunfisch zusammen mit den Bohnen, Zwiebeln und dem Suppengrün in einem größeren Topf mit Wasser bedecken und ca. 1 Stunden köcheln lassen. Die klein geschnittenen, roten Paprika und die restlichen Zutaten hineingeben und ca. 5 – 10 Minuten ziehen lassen, mit dem geschnittenen Schnittlauch garnieren und servieren. Guten Appetit!

Fleisch- und Fischbrühen wirken besonders stark, wenn man sie lange kocht

Variationen
Versuchen Sie auch mal, Getreide mitzukochen. Günstig sind Hirse, Mais oder Reis. Auch andere Hülsenfrüchte wie rote Bohnen oder Erbsen schmecken darin sehr lecker. Diese sind ohnehin sehr gut für Sie geeignet. Denken Sie daran, Hülsenfrüchte wenigstens über Nacht einzuweichen.

Thunfisch	Zwiebeln	Sellerie	Gemüse	Gewürze
Huhn, Hammel, Wild, Fisch	Lauch, Knoblauch	Fenchel, Kohl, Kartoffeln, Rettich	Zucchini, Pilze, Spargel, Blumenkohl, Brokkoli	Nelken, Meerrettich, Senf, Kümmel, Ingwer

Schnelle Linsensuppe mit Fenchel, Kefir und Liebstöckel

Zutaten 1 Person:
40 g Linsen, 1 TL Gemüsebrühe, 50 g Zwiebel, 150 Fenchel, Liebstöckel, 3 EL Kefir, 250 ml Wasser

Zubereitung
Linsen über Nacht einweichen (oder 10 min vorkochen).
Fenchel und Zwiebel in Würfel schneiden, alles zusammen in Gemüsebrühe 20 min kochen, mit Liebstöckel, Kefir, Salz und Pfeffer abschmecken, evtl. mit Sonnenblumenkernen garnieren.

Hülsenfrüchte sind das beste Gemüse bei diesem Zustand

Variationen

Linsen	Fenchel	Kefir	Tomatenmark	Dazu
Bohnen, Erbsen, Kichererbsen	Auberginen, Süßkartoffeln	Joghurt, saure Sahne	Pesto, Mojo, Ajvar	Sesam, Kerne, Nüsse, Gewürze

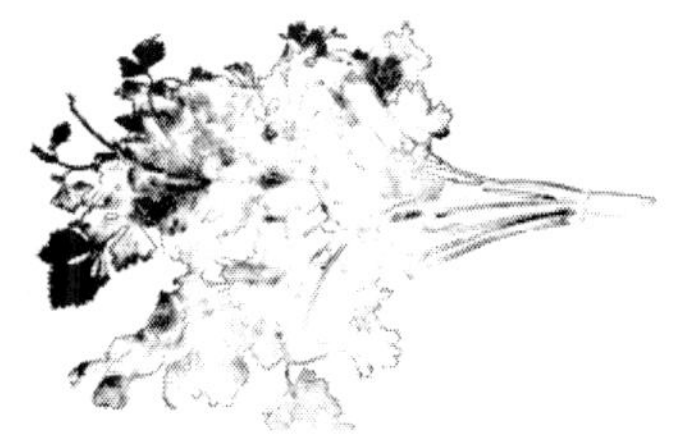

Eintopf mit Grünkern, grünem Paprika und Lauch

Zutaten 1 Person:
30 g Grünkern, 50 g Lauch, ½ grüne Paprika, 1 TL Gemüsebrühe, 2 EL Tomatenmark, Kräutersalz, Pfeffer, Schnittlauch, 250 ml Wasser

Lauch und Zwiebeln kurbeln den Stoffwechsel an und leiten Gifte aus dem Körper

Zubereitung
Grünkern mit dem geschnittenen Lauch und Paprika in der Gemüsebrühe 30 Minuten kochen, danach mit den Gewürzen und dem Tomatenmark vermengen, aufkochen, den klein geschnittenen Schnittlauch darüber geben und servieren.

Variationen

Grünkern	Lauch	Pfeffer	Paprika	Tomatenmark
Dinkel, Quinoa, Reis, Mais	Zwiebeln, Lauchzwiebeln, Schalotten	Meerrettich, Senf, Chili	Pilze, Zucchini, Möhren, Kürbis	Pesto, Mojo div. Soßen

Auberginenauflauf mit Pangasiusstreifen

Zutaten 2 Personen:
250 g Kartoffeln, 1 Aubergine, 1 EL Gemüsebrühe, 70 g Schalotten, 400 ml Tomatensoße, Olivenöl, etwas Pfeffer, 150 g Pangasius, Kräutersalz, Schnittlauch, etwas Schafskäse

Zubereitung
Kartoffeln in Scheiben schneiden, in einer Pfanne mit den gewürfelten Zwiebeln in Olivenöl anbraten, die Gemüsebrühe dazugeben und 8 min köcheln lassen.

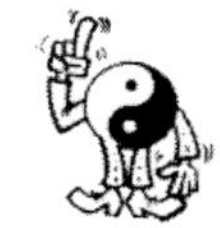

Die Aubergine dünn schneiden, Pangasus grob würfeln, zusammen leicht anbraten und würzen.
Die Zutaten in eine Auflaufform schichten (Kartoffeln unten), mit Tomatensoße übergiessen, mit Käse überstreuen.
Backofen vorheizen, bei 200 Grad ca.20 min backen.

Variationen

Pangasius	Aubergine	Tomaten-soße	Olivenöl	Kartoffeln
Kabeljau, Seelachs, Scholle	Blumenkohl, Zucchini, Möhre	Ajvar	Butter, Walnussöl	Bulgur, Quinoa, Reis, Dinkel, Süßkartoffel

Nachspeisen

Wenn möglich warm, würzig, leicht verdaulich, nicht zu süß, nicht zu fettig. Hier einige leckere Vorschläge:

Gedünstete Aprikosen mit Zimt, Ahornsirup und Pistazien

Zutaten 1 Person:
Einige Aprikosen oder fertiges Kompott,
Zimt, Pistazien, Ahornsirup

Zubereitung

Aprikosen in Stücke schneiden, 5-10 min kochen, mit Zimt und Sirup würzen, mit gehackten Pistazien überstreuen.

Variationen

Aprikosen	Zimt	Pistazien	Ahornsirup
Birnen, Pfirsiche, Kirschen, Äpfel	Vanille, Anis, Kardamon, Muskat	Walnüsse, Sesam, Kürbiskerne, Kokosflocken	Honig, Agavensaft

Himbeeren mit Joghurt und gerösteten Kürbiskernen

Zutaten 1 Person:
70 g Himberen, 50 ml Apfelsaft, 1 EL Kürbiskerne,
1 Msp. Ingwer, 1 TL Ahornsirup, 4 EL Joghurt

Beeren schmecken lecker, entwässern und entgiften

Zubereitung

Kürbiskerne anrösten, Himbeeren mit Apfelsaft vermengen oder pürieren, Zutaten untermengen und am besten warm genießen.

Variationen

Sie können statt Himbeeren andere Früchte oder Obst nehmen. Versuchen Sie Pfirsiche, Kirschen, Birnen. Variieren Sie mit den Gewürzen. Versuchen Sie Zimt, Vanille, Anis. Bestreuen Sie die Zutaten mit gerösteten Sonnenblumenkernen oder Pistazien.

Abendessen

Sie benötigen zum Abendessen besonders leichtverdauliche, entgiftende Lebensmittel, damit ihre Leber nachts arbeiten kann. Günstige Lebensmittel: Spargel, Zucchini, Spinat, Pilze, (in kleinen Mengen Kartoffeln) leichte Kohlsorten, Lauch, Rettich, Sellerie, Tomaten, reifes Obst und süße Beeren, Äpfel, Birnen, Kompotte, Trockenobst. Hirse, Mais, Polenta, Knäckebrot, Oliven, Avocados.

Sehr günstig ist *Knäckebrot* mit leichten vegetarischen Aufstrichen, dazu Oliven, Avocados, Tomaten, Spargel. Wenn Sie unbedingt Käse essen wollen, nehmen Sie leichten Frischkäse, Feta, Ziegenkäse. Variieren Sie Knäckebrot mit Maiswaffeln. Auch Reiswaffeln sind in Ordnung. Trockenes Knäckebrot oder Waffeln regen die Verdauungsdrüsen an. Sie sind leicht verdaulich und belasten nicht und machen trotzdem satt. Man hat ordentlich zu kauen.

Versuchen Sie, auch abends warme Speisen und / oder Getränke zu sich zu nehmen. Warme Getränke verhindern ein Auskühlen, was Sie wiederum nur schwächen würde. Hier einige Vorschläge:

Karottensaft mit Salz und (Chili)pfeffer

Statt Karottensaft können Sie auch Tomatensaft, rote Beete, Gemüsesaft nehmen.

Warme Säfte sättigen und unterstützen Niere und Leber

Heißer Holundersaft mit Ingwer oder Zimt

Statt Holundersaft können Sie auch Apfelsaft, Birnensaft, Ananassaft oder andere Frucht- oder Obstsäfte nehmen. Sie können auch noch etwas Honig hinzufügen.

Heiße Hafermilch, mit Salz und Pfeffer oder mit Zimt / Ingwer

Sie können auch Reismilch oder verdünnte Milch nehmen. Sojamilch wirkt eher kühlend und sollte daher warm getrunken werden. Auch hier können Sie Honig beigeben.

Günstig ist eine kleine warme Mahlzeit.
Hier einige Beispiele:

<u>Salzkartoffeln mit Spinat und Sesam</u>

Zutaten 1 Person:
150 g Kartoffeln, 100 g Spinat, 1 TL Agavensaft, 1 EL Sesam, geschrotet und geröstet, 100 ml Wasser, 2 EL Joghurt, Kräutersalz

Zubereitung
Kartoffeln schälen und in Salzwasser 20 min kochen, den Spinat kochen, mit Joghurt und Gewürzen verfeinern, mit Sesam überstreuen.

Variationen
Versuchen Sie auch mal Süßkartoffeln, verwenden Sie andere Gemüsesorten und Gewürze.

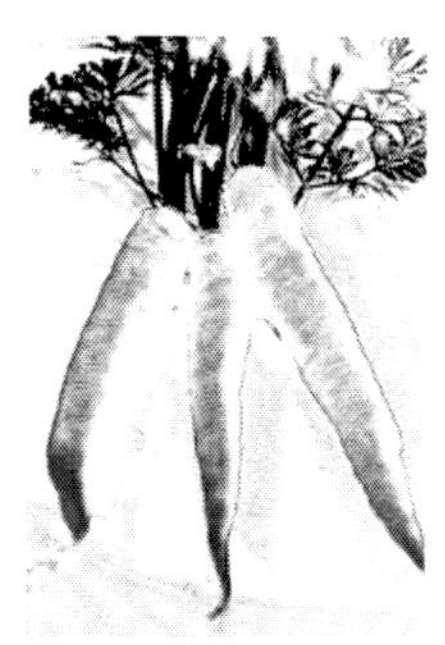

Gedünsteter Blumenkohl mit Pilzsoße

Zutaten 1 Person:
150 Blumenkohl, 60 g Steinpilze, 50 g Zwiebel,
1 EL Gemüsebrühe, Olivenöl, Kräutersalz, Pfeffer

Zubereitung
Blumenkohl und Pilze in Scheiben schneiden, Zwiebel würfeln, das ganze in Olivenöl leicht andünsten, mit den Gewürzen und etwas Wasser abschmecken.

Variationen
Alle leichten Gemüsesorten eignen sich. Mit Pilzen schmeckt das Ganze hervorragend. Sie können dazu einige Kartoffeln oder Knäckebrot essen.

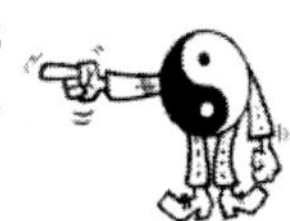

Schnelle Spargelsuppe mit Hirseflocken und gehackter Möhre

Zutaten 1 Person:
150 g Spargel, eine kleine Zwiebel, etwas Gemüsebrühe,
1 EL Meerrettichdip, Kräutersalz, Pfeffer, 1 EL Hirseflocken,
1 kleine Möhre

Zubereitung
Spargel schneiden, in einem Topf mit ca. 200ml Gemüsebrühe, mit den Hirseflocken und der gewürfelten Zwiebel kochen, mit Meerrettich und Gewürzen abschmecken und die gehackte Möhre darüber streuen.

Variationen
Sie können statt Spargel auch Pilze, Auberginen oder Zucchini nehmen. Wenn Sie wollen, können Sie das Gemüse auch pürieren.

Warmes Birnenkompott mit Walnusskernen und Zimt

Zutaten 1 Person:
Birnen oder fertiges Kompott, geröstete Walnusskerne, Zimt, Honig

Äpfel und Birnen eignen sich abends, wenn man diese andünstet

Zubereitung
Die Birnen waschen, entkernen und in Scheiben schneiden, 5 min dünsten, mit Honig und Zimt verrühren, mit Walnusskernen servieren.

Zwischenmahlzeiten

Nicht zu viele Zwischenmahlzeiten, leichtverdauliches Obst, Säfte, Reis- oder Hafermilch, etwas Knäckebrot, wenn möglich warm. Trinken Sie warme, würzige Tees mit Honig.

Letzte Anmerkungen und Ratschläge

Diese Rezepte sind Richtlinien und Vorschläge. Sie können diese variieren, so dass es Ihrem Geschmacksempfinden und Gewohnheiten entspricht. Eine Ernährungstherapie sollte niemals dogmatisch sein. Versuchen Sie sich an die Grundregeln zu halten, das ist wichtiger als einzelne Lebensmittel. Wenn Sie gerne ohne Rezepturen arbeiten oder diese selbst entwickeln wollen, so ist dies kein Problem. Sollten Sie weitere Rezepturen suchen, so beachten Sie unsere Literatur- und Internethinweise. Alleine auf der Seite von „Schrot und Korn" finden Sie hunderte Rezepte, die Sie gemäß den hier gegebenen Richtlinien anwenden oder verändern können.

Wir wünschen Ihnen eine gute Gesundheit und einen guten Appetit!!

12.3 Yang-Mangel - Yin-Fülle / Überblick

Frühstück

Wärmender, entgiftender Gewürztee, z. B. Kümmel, Ingwer, Wacholder, Zimt, Anis. Das Frühstück soll kräftigend, leicht verdaulich und nicht belastend sein. Vor dem Frühstück ein wenig knackiges Obst oder Gemüse sind günstig.

Variante gekochtes Getreide, süß

Getreide	Früchte / Obst	Ölsaaten	Flüssig-keit	Gewürze
Hirse, Quinoa, Amaranth, Müsli	Ananas, Holunder, Rosinen, Kirschen, Äpfel, Birnen	(Geröstete) Sonnenblu-menkerne, Mandeln, Nüsse, Sesam	Wasser, (verdünnte) Milch, Hafermilch, Reismilch	Kümmel, Zimt, Anis, Ingwer, Kardamom

Variante gekochtes Getreide, herzhaft

Getreide	Gemüse	Ölsaaten	Flüssig-keit	Gewürze
Hirse, Quinoa, Reis, Amaranth, Grünkern, evtl. Hafer	Zwiebeln, Lauch, Fen-chel, Möhren, Hülsen-früchte, Sellerie	(Geröstete) Sonnenblu-menkerne, Mandeln, Nüsse, Sesam	Wasser, (verdünnte) Milch, Hafermilch, Reismilch	Pfeffer, Chili, Meerrettich, Senf, Curry, Ingwer

Müsli mit Hirse, Hafer, Dinkel, warm, mit angerösteten Saaten, eingeweichten Rosinen, Zimt in verdünnter Milch oder Reis- bzw. Hafermilch. Getoastetes Brot, am besten Hafer- oder Dinkelbrot, mit Butter und Honig, nicht zu viel Vollkorn!

Mittagessen

Kraftsuppe (als Vorspeise, wenig Fleisch, mehr Gemüse, Hirse, Grünkern)

Fleisch / Fisch	Gemüse	Getreide	Öl	Gewürze
Huhn, Rind, Hammel, Fisch	Zwiebeln, Lauch, Fenchel, Hülsen-früchte, Möhren, Kartoffeln	Hirse, Quinoa, Grünkern, Reis, Dinkel, Amaranth	Olivenöl, geröstete Ölsaaten	Pfeffer, Chili, Meerrettich, Senf, Curry, Salz

Hauptspeise

Leichtverdauliches Essen, nicht zu große Portion. Nur geringe Mengen leicht verdauliche Rohkost. Gut sind Aufläufe, Gebackenes, gedünstetes Gemüse und Hülsenfrüchte sollten Schwerpunkte sein, helles Fleisch, Fisch, Getreide, Nudeln, Reis, Kartoffeln, Kartoffelpüree, würzige Soßen, durchaus scharf würzen.

Nachspeise

Warmes Obst / Kompott mit Früchten und gerösteten Ölsaaten, scharf gewürzt.

Abendessen

Vermeiden: Tierische Produkte, weißes Mehl und Zucker, große Mengen. Gut sind: Leichtverdauliche Produkte, viel kauen. Wenn überhaupt, geringe Mengen leicht verdaulicher Rohkost.

Vorher	Getreide	Gemüse	Tierisches Eiweiß	Obst
Evtl. Kraft-suppe	Knäckebrot, (wenig) Maiswaffeln, Maisnudeln	Kartoffeln, Pilze, Möhren, Spargel,	Warmer Joghurt, Frischkäse, Quark, Molke	warmes Obst, Äpfel, Orangen, Birnen, Früchte

Zwischenmahlzeiten

Da nur kleinere Portionen gegessen werden sollen, sind diese (wahrscheinlich) hier notwendig. Gemüsebrühe, warme Gewürztees, gedünstetes Obst, Kompotte, leicht verdauliche Rohkost, evtl. Maiswaffeln, Knäckebrot.

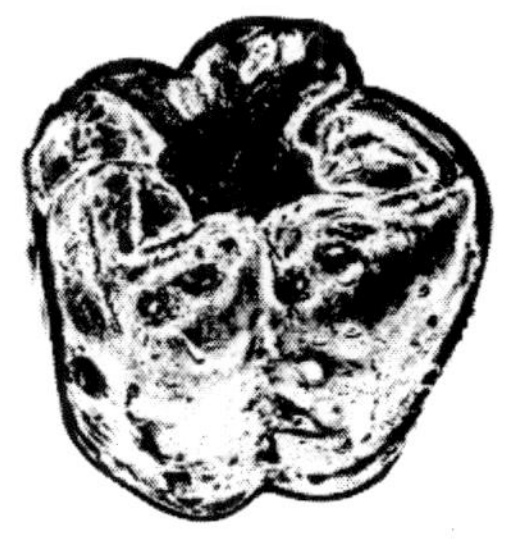

Zum Schluss

Der Wunsch des Autors ist es, unser altes, wunderbares Wissen mit den Traditionen des Ostens zu verbinden. Dies ist deshalb nicht schwierig, weil es immer Gemeinsamkeiten zwischen diesen Überlieferungen gab. Die Ernährungslehre war stets eine Erfahrungslehre. Das die heutige Wissenschaft viel „altes" Wissen neu belegt ist ganz fantastisch und wird die Lebensmittel ihre Bedeutung weiter zurückbringen. Allerdings ist bei der Ernährung der wichtigste Faktor die eigene Erfahrung. Dieser sollte man mehr vertrauen als jeder noch so schlauen theoretischen Überlegung. Da Sie Ihren Körper besser kennen als jeder Andere, wäre es meines Erachtens sehr sinnvoll, wenn Sie das Wissen, das die Welt Ihnen zur Verfügung stellt, ganz praktisch nutzen. Dies hat den Vorteil, dass die Forschung und der Strom der Erfahrung weitergeht. So können Sie sich und anderen sehr nützlich sein.

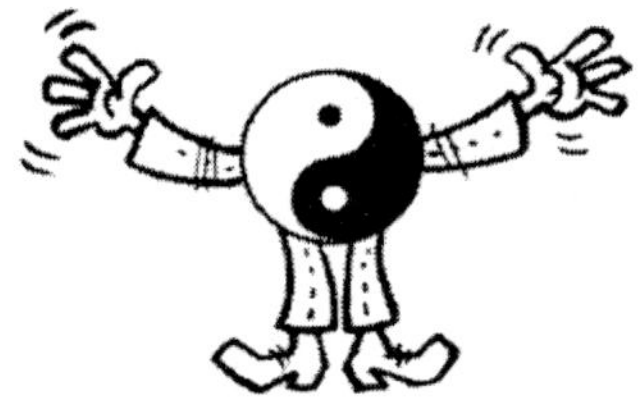

Peter Hollmayer

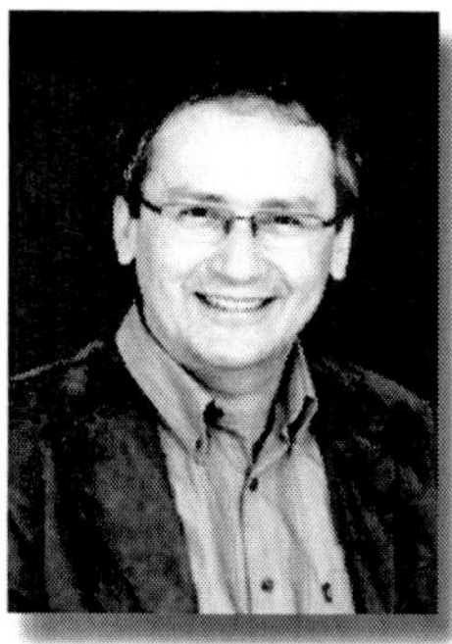

Peter Hollmayer ist praktizierender Heilpraktiker mit Schwerpunkt TCM und Schulleiter der ViaVita-Heilpraktikerschule. Seit 1995 bildet er bundesweit Therapeuten und Interessierte in verschiedenen Ausbildungseinheiten in der TCM aus. Sein bekanntes Buch „Ernährung nach der Traditionellen Chinesischen Medizin" ist für immer mehr Laien und Therapeuten ein wichtiger Leitfaden für die Grundlagen der TCM.
Die Via Vita-Heilpraktikerschule bietet in hellen, nach den Prinzipien des Feng Shui eingerichteten Räumlichkeiten verschiedene Ausbildungen und Seminare im naturheilkundlichen und psychotherapeutischen Bereich an. Die ViaVita-Heilpraktikerschule ist zertifiziert durch den Bund Deutscher Heilpraktiker (BDH).
Zusätzlich zu diesem Ausbildungsangebot befindet sich in den Räumlichkeiten das Via Vita-Therapiezentrum, wo mehrere TCM-Therapeuten und humanistische Psychotherapeuten ganzheitlich arbeiten. Neben dem beruflichen Knowhow, wird Erfahrungswissen, Achtsamkeit und Menschlichkeit sowohl im Ausbildungsbereich und als auch Therapiebereich großgeschrieben.

Das spezielle TCM-Angebot der ViaVita-Heilpraktikerschule im Einzelnen:

- **Persönliche Ernährungsberatungen** bzw. **Behandlungen** nach der TCM in Unna
- **Tagesseminare** und **Basisausbildungen** zu verschiedenen Themen der TCM wie Ernährung, Akupressur, Jin Shin Juitsu, etc.
- **Ausbildungen in der TCM,** buchbar auch als Online-Kurs. Von der Diagnose bis zur Therapie. Peter Hollmayer vermittelt das theoretische Wissen und die Praxis der TCM mit großer Kompetenz und viel Spaß beim Lernen!

Via Vita Heilpraktikerschule
Bergische Straße 7, 59423 Unna
Tel. 02303/237610 info@viavita-institut.de www.viavita-schule.de

Ein herzliches Dankeschön....

... geht an die vielen freundlichen Menschen, ohne die dieses Buch nicht möglich gewesen wäre.
Besonders danken möchte ich meiner geliebten und geduldigen Frau Silvia, die mich in jeder Form unterstützte,
unserer lieben Frauke El-Dessouki, die meine Ideen und Vorstellungen in eine ansprechende Form brachte, Evelyn Lange für die gestaltung der Fotos,
Goran Lazek für seine Karikaturen, Corinna Wünnemann für die „Hauptkorrektur", natürlich Elvira Bierbach, die mich stets mit ihrer ermunternden Art unterstützt hat,
sowie den zahlreichen freiwilligen Korrekturlesern, vor allem meiner Kollegin Gabi Bransch, auch Ulla Kayser, Barbara Klein, Frau Quiring, der Familie Aksamski, Gerlinde Maass, Regina Blania, Angela Gnabel, Anette Schole, Ute Vierkötter,
und nicht zuletzt meinen vielen Schülern, die mich mit ihren Fragen stets inspiriert haben.

Größten Dank gebührt den alten und neuen Meistern des Ostens und des Westens dafür, dass sie ihr Wissen weiterentwickelt und auch weitergegeben haben. Wissen beinhaltet stets auch eine Verpflichtung. So sollten wir uns Mühe geben, dieses Wissen zugänglich zu machen und wo möglich zu ergänzen.

Literaturhinweise:

Jeremy Ross, westliche Heilpflanzen und Chinesische Medizin
Bob Flaws, Das Yin und Yang der Ernährung, Barth Verlag
Temelie, Barbara, Ernährung nach den fünf Elementen, Joy Verlag
Müller Wohlfahrt, Hans W., So gewinnen Sie mehr Lebenskraft, Zabert Sandmann Verlag
Kneipp, Sebastian, Meine Wasserkur, Ehrenwirth Verlag
Kneipp, Sebastian, So sollt Ihr leben, Trias Verlag
Willfort, Richard, Gesund durch Heilpflanzen, Trauner Verlag
Guzek, Gaby, Pilze im Körper, Krank ohne Grund, Südwest Verlag
Gutjahr, Ilse, Das große Dr. M Bruker Ernährungsbuch
Kollath, Werner, Die Ordnung unserer Nahrung, Haug Verlag
Gerhardt, Günther, Kanne Brottrunk – sauer und gesund
Strunz, Ulrich, forever young, das Leicht Lauf Programm, rororo Verlag
Ohashi, Wataru, Das große Buch der Heilung durch Shiatsu, Barth Verlag
Maria Treben, Gesundheit aus der Apotheke Gottes
Bruker, Unsere Nahrung, unser Schicksal, EMU Verlag
Erich Rauch, Die F.X. Mayr Kur, Haug Verlag
Erich Rauch, Milde Ableitungsdiät, Haug Verlag

Internet Adressen:

www.schrotundkorn.de
www.chefkoch.de
www.daskochrezept.de
www.ernaehrung.de
www.dge.de (Deutsche Gesellschaft für Ernährung)
www.avogel.de
www.kneippbund.de
www.bdh-online.de (Bund Deutscher Heilpraktiker)
www.agtcm.de
www.viavita-institut.de

Der Versuch einer graphischen Darstellung der Charaktere nach Yin und Yang ....

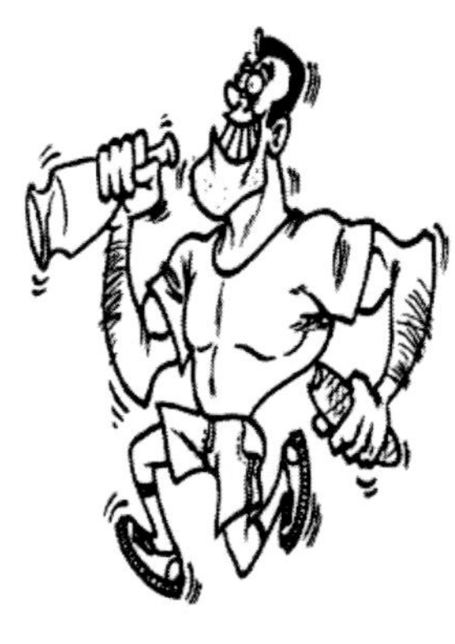

Zuviel Yang

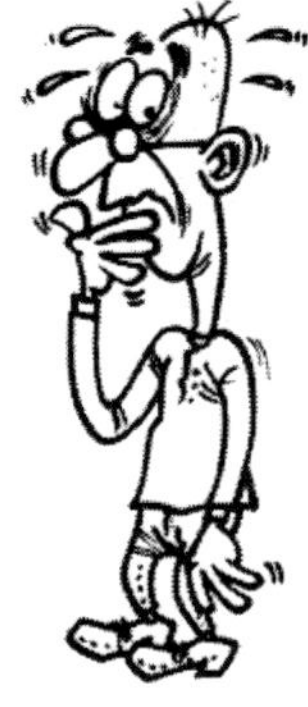

Zuwenig Yang

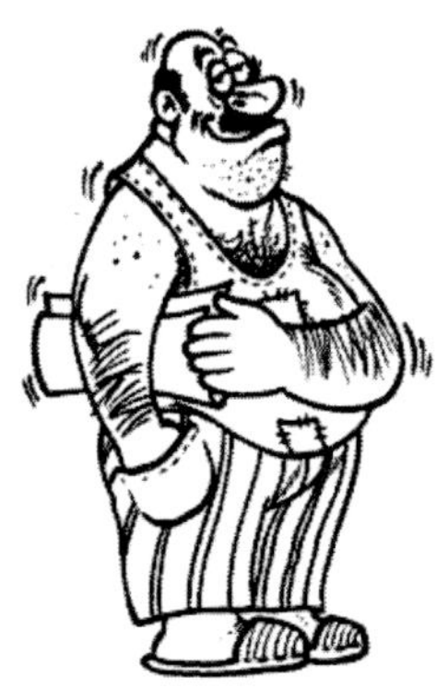

Zuviel Yin

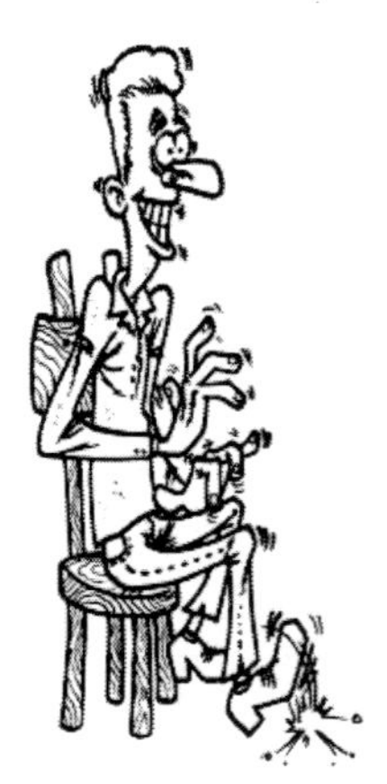

Zuwenig Yin